医学影像学诊断精要

任悠悠 等 主编

江西科学技术出版社

江西·南昌

图书在版编目（CIP）数据

医学影像学诊断精要 / 任悠悠等主编 . -- 南昌：
江西科学技术出版社 , 2020.4 （2024.1 重印）
ISBN 978-7-5390-7179-4

Ⅰ . ①医… Ⅱ . ①任… Ⅲ . ①影象诊断 Ⅳ .
① R445

中国版本图书馆 CIP 数据核字 (2020) 第 015321 号

选题序号：ZK2019292

责任编辑：王凯勋 万圣丹

医学影像学诊断精要
YIXUE YINGXIANGXUE ZHENDUAN JINGYAO

任悠悠 等 主编

封面设计	卓弘文化	
出　　版	江西科学技术出版社	
社　　址	南昌市蓼洲街 2 号附 1 号	
	邮编：330009　电话：（0791）86623491　　86639342（传真）	
发　　行	全国新华书店	
印　　刷	三河市华东印刷有限公司	
开　　本	880mm × 1230mm　　1/16	
字　　数	316 千字	
印　　张	9.75	
版　　次	2020 年 4 月第 1 版　　2024年1月第1版第2次印刷	
书　　号	ISBN 978-7-5390-7179-4	
定　　价	88.00 元	

赣版权登字：-03-2020-34

编 委 会

获取临床医生的在线小助手

开拓医生视野
提升医学素养

微信扫码

临床科研 ＞ 介绍医学科研经验，提供专业理论。

医学前沿 ＞ 生物医学前沿知识，指明发展方向。

临床资讯 ＞ 整合临床医学资讯，展示医学动态。

临床笔记 ＞ 记录读者学习感悟，助力职业成长。

医学交流圈 ＞ 在线交流读书心得，精进提升自我。

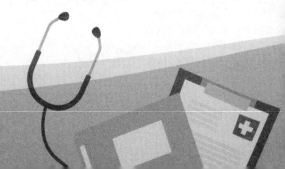

前　言

　　医学影像是指为了医疗或医学研究，对人体或人体某部分，以非侵入方式取得内部组织影像的技术与处理过程。它包含以下两个相对独立的研究方向：医学成像系统和医学图像处理。前者是指图像形成的过程，包括对成像机理、成像设备、成像系统分析等问题的研究；后者是指对已经获得的图像做进一步的处理，其目的是使原来不够清晰的图像复原，突出图像中的某些特征信息，对图像做模式分类。随着医学科技的发展，临床医学影像技术也不断提升，各种新型影像技术层出不穷并逐渐广泛运用于临床诊断与治疗之中，鉴于临床医学影像学的飞速进展，本书编者参考大量国内外文献资料并结合国学临床实际情况，编写了此书。

　　本书着重阐述临床各系统常见病的影像鉴别诊断，不同影像检查方法各种影像检查方法特点、使用范围、优缺点比较以及如何正确选择运用等。首先系统地介绍了神经系统疾病、循环系统疾病、消化系统疾病、泌尿系统疾病和骨骼与关节疾病等内容，其次详述了甲状腺超声诊断、心脏超声检查、肾脏超声诊断、神经系统核医学诊断及骨骼系统核医学诊断等内容。全书内容丰富，层次清楚，重点突出，图文并茂，具有实用性和适应性。希望本书能为医务工作者处理相关问题提供参考，也可作为医学院校学生和基层医生学习之用。

　　由于本书涉及全身各个系统，内容涵盖面广，且编者众多，写作方式和文笔风格不一，在编写过程中，书中难免存在疏漏和不足，望广大读者提出宝贵的意见和建议，以便再版时修订。

编　者
2020 年 4 月

目　录

第一章　系统疾病 CT 诊断..1

　　第一节　检查方法和正常影像..1

　　第二节　脑梗死..11

第二章　循环系统疾病 X 线诊断..13

　　第一节　冠状动脉粥样硬化性心脏病..13

　　第二节　风湿性心脏病..14

　　第三节　先天性心脏病..15

第三章　循环系统疾病 MRI 诊断..19

　　第一节　先天性心脏疾病..19

　　第二节　原发性心肌病..24

　　第三节　心脏肿瘤..26

第四章　消化系统疾病 X 线诊断..28

　　第一节　咽部病变..28

　　第二节　食管病变..29

　　第三节　胃部病变..36

第五章　消化系统疾病 MRI 诊断..42

　　第一节　肝脏疾病..42

　　第二节　胆道疾病..49

　　第三节　胰腺疾病..54

第六章　泌尿系统疾病 X 线诊断..58

　　第一节　肾脏异常..58

　　第二节　输尿管异常..64

　　第三节　膀胱病变..67

　　第四节　肾上腺肿瘤..69

第七章　骨骼与关节疾病 MRI 诊断..73

　　第一节　骨创伤..73

　　第二节　化脓性骨髓炎..74

　　第三节　骨结核..75

　　第四节　骨缺血性坏死..78

第八章　甲状腺超声诊断..80

　　第一节　解剖生理与正常声像图..80

　　第二节　仪器和检查方法..82

　　第三节　甲状腺先天性发育异常..83

　　第四节　单纯性甲状腺肿..84

　　第五节　结节性甲状腺肿..86

　　第六节　甲状腺腺瘤..89

第九章 心脏超声检查 91
　　第一节 心脏正常超声检查 91
　　第二节 超声心功能评价 105
　　第三节 心脏声学造影 108
　　第四节 感染性心内膜炎 111
　　第五节 心包炎和心包积液 114

第十章 肾脏超声诊断 118
　　第一节 肾脏检查方法与正常声像图 118
　　第二节 多囊肾 119
　　第三节 肾囊肿 120
　　第四节 肾结核 122

第十一章 神经系统核医学诊断 126
　　第一节 脑血流灌注显像 126
　　第二节 脑代谢显像 130

第十二章 骨骼系统核医学诊断 133
　　第一节 骨、关节显像 133
　　第二节 骨密度测定 147

参考文献 151

第一章 系统疾病 CT 诊断

第一节 检查方法和正常影像

一、检查方法

（一）常规检查

横断面（或轴位）扫描：患者仰卧，有三个主要扫描平面。其扫描基线为：①听眦线（orbitomeatal line，OML）：亦称为眶耳线，简称 OM 线，即外眦至外耳孔中点的连线。②听眉线（supraorbitomeatal line，SML）：亦称为上眶耳线，简称 SM 线，即眉毛上缘中点与外耳孔中点的连线。③瑞氏基底线（Reid's base line，RBL）：亦称人类学基线，简称 RB 线，即眶下缘与外耳孔中点的连线。检查幕上病变常用 OM 线；幕下病变常用 SM 线；眶内病变常用 RB 线。

冠状面扫描：患者仰卧或俯卧位，头部过伸，使冠状面与 OM 线垂直扫描。

（二）增强扫描

一般认为，对急性颅脑外伤、急性卒中可只做平扫；对于脑瘤术后复查或只有增强检查才能显示病变的复查病例可只行造影增强；对于脑肿瘤、脑血管疾病、感染性疾病均需做增强扫描，外伤患者平扫正常时亦可行增强扫描。一般造影剂用量为 60 ~ 100mL 或儿童以 2mL/kg 用量，团注或快速滴注。

其显影机制分为两类。①血管内显影：如动脉瘤、动静脉畸形，其显影时间短，应注药后扫描或边注边扫。②血管外显影：强化机制在于血脑屏障的破坏（如胶质瘤）或血供丰富（如脑膜瘤、听神经瘤、脓肿壁）。由于垂体血供丰富，垂体增强扫描有利于缺乏血供的垂体瘤尤其微腺瘤的检出。

（三）脑池造影 CT 扫描

造影剂可应用阳性非离子型水溶性碘造影剂（碘曲仑和碘海醇等）和阴性造影剂（空气），后者主要用于小听神经瘤的诊断。一般阳性造影剂的用量为 8 ~ 10mL，空气 3 ~ 5mL，经腰穿注入。水溶性造影剂取头低脚高位或病变侧在低下部位，气体反之。一般注入造影剂 15min 后扫描，观察脑室多于 6h 后扫描，延时的目的在于降低碘液浓度。如欲观察脑脊液的动力变化，则于注入造影剂 2h、6h、12h 和 24h 后进行扫描，必要时可于 48h 或 72h 后扫描。

（四）脑 CT 血管成像

脑部 CT 血管成像或称为脑部 CT 血管造影（CT angiography，CTA），是指经静脉注入造影剂后利用 CT 对包括靶血管在内的受检层面进行连续的薄层立体容积扫描，然后进行图像后处理，最终使靶血管立体显示的血管成像技术。

扫描从后床突下 30mm 开始，向上达后床突上 50 ~ 60mm。其常用扫描参数如下：螺距 1 ~ 2，层厚 1 ~ 2mm，重建间隔 1mm，造影剂用量（300mg/mL）80 ~ 120mL，注射流率 2.5 ~ 3.5mL/s，延迟时间 15 ~ 25s。双层或多层螺旋 CT 可增加螺距、减小层厚，以取得更优质的图像；图像后处理可采用 MIP、SSD 和 VR，以 MIP 最常用。

脑 CT 静脉成像（CT venography，CTV）扫描方法同上，只是扫描延迟时间为 40s。

CTA 包括 CTV 可用于显示脑底动脉环（Willis 环）和大脑前、中、后动脉主干及其 2 ~ 3 级分支血管；CTV 可显示大脑内静脉、大脑大静脉、皮质静脉、上矢状窦、直窦、横窦和乙状窦等。CTA 包括 CTV 可用于动脉瘤、血管畸形（主要是 AVM）、肿瘤血管、静脉病变及头皮血管瘤等的诊断。

（五）脑CT灌注成像

CT灌注成像在中枢神经系统的应用包括：①作为颅外颈动脉或椎动脉闭塞性疾病的功能性检查方法，研究颅内血流量和侧支循环情况。②早期发现梗死或缺血，并显示其范围。③血管炎或继发性蛛网膜下隙出血时估计血管痉挛情况。④ AVM估计分流情况。⑤研究肿瘤的血液灌注情况。

1. 检查技术

CT灌注成像的质量受造影剂注射的总量、速度、患者的心功能状态以及CT扫描伪迹、部分容积效应等多种因素的影响。扫描时经肘静脉注射加热至37℃的造影剂40～50mL（儿童为1mL/kg体重）。开始注射造影剂的同时启动快速动态扫描程序，以1层/s的速度连续扫30～40s以上，重建30～40幅灌注图像。注射流率多为8～9mL/s，最快达20mL/s，国内有学者采用2.5mL/s也获得较满意的CT灌注图像。通常包括最大强度投影（MIP）图、脑血流量（CBF）图、脑血容量（CBV）图、局部灌注达到峰值的时间（TTP）等图像。这些图像可通过数字化形式存储，均可彩色显示，以突出病变区域的对比度。

2. 灌注参数

（1）脑血容量（cerebral blood volume，CBV）：是指存在于一定量脑组织血管结构内的血容量，单位为mL/100g。根据时间－密度曲线下方封闭的面积计算得出。

（2）脑血流量（cerebral blood flow，CBF）：CBF = CBV/MTT，指在单位时间内流经一定量脑组织血管结构的血流量，单位为mL/（100g·min）。它反映脑组织的血流量，CBF值越小意味着脑组织的血流量越低。正常值一般 > 50～60mL/（100g·min），< 10～20mL/（100g·min）将导致膜泵衰竭和细胞死亡。

（3）平均通过时间（mean transit time，MTT）：开始注射造影剂到时间－密度曲线下降至最高强化值一半的时间，主要反映的是造影剂通过毛细血管的时间，单位为秒（s）。

（4）峰值时间（time to peak，TTP）：为开始注射造影剂至强化达到峰值的时间，由时间－密度曲线测得，单位为秒（s）。

此外，还有表面通透性（permeability of surface，PS）等参数。

二、正常解剖和CT表现

（一）颅盖软组织（头皮）

颅盖软组织在额、顶、枕部分为皮肤、皮下组织、帽状腱膜、帽状腱膜下层和颅骨骨膜五层。前三层紧密连接，CT不能识别。帽状腱膜下层由疏松结缔组织构成，内含少量血管，CT呈低密度带，头皮裂伤出血亦在此层，如有化脓感染可蔓延到整个颅顶，并可经导静脉扩散到颅内。颅盖软组织在颞部则由皮肤、皮下组织、颞浅筋膜、颞深筋膜、颞肌和颅骨骨膜六层构成。

颅骨外膜CT不能识别，在颅缝处连接紧密并深入缝间成为缝间膜，故骨膜下血肿不超过此缝，并可据此与帽状腱膜下血肿相鉴别。

（二）脑颅骨和颅缝闭合的时间及顺序

脑颅骨由枕骨、额骨、蝶骨、筛骨各一块及颞骨、顶骨各两块组成。颅骨分为3层，即外板、板障和内板。成人内外板CT表现为高密度，CT值 > 250Hu。新生儿板障为低密度，随年龄增长密度增加，50岁后板障层钙化与内外板融合为一层致密层。成人颅缝宽约0.5mm。新生儿各骨之间为一片等密度的结缔组织膜相连，称为囟。

颅缝闭合约在30岁以后开始。一般矢状缝先闭合，继为冠状缝。而人字缝和枕骨乳突缝闭合最晚，且可终生不闭合。额缝在出生6个月后开始闭合，而在5～6岁时应完全闭合，此缝亦可终生存在。颅底缝多在出生时闭合，只有蝶枕缝到青春期闭合。

此外，应注意识别脑膜中动脉、板障静脉沟、静脉窦、导静脉、蛛网膜颗粒等常见的脉管压迹，以免误诊为骨折。

（三）颅底各颅窝的特点和孔道

颅底骨内面由蝶骨嵴和颞骨岩部嵴分为前、中、后颅窝。

（1）前颅窝：筛骨板菲薄，外伤易造成骨折、损伤嗅神经及形成脑脊液漏。额骨眶板上面凹凸不平，脑外伤时底部的滑动易引起脑挫伤。

（2）中颅窝：孔、洞较多，外伤骨折或肿瘤破坏通过这些结构引起相应的症状。如骨折累及蝶窦出现鼻出血、脑脊液鼻漏；岩椎骨折可损伤面神经和听神经；鼓室盖骨折引起脑脊液耳漏；脑膜中动脉损伤引起硬膜外血肿。

（3）后颅窝：有大量肌肉覆盖，骨折较少见。但与颈段相连，可有畸形发生。

（四）脑膜

脑的表面有三层被膜。①软脑膜：紧贴脑的表面，富血管、随脑回起伏。②蛛网膜：位于中层，由薄而透明、疏松成网的纤维构成，无血管结构（故增强扫描无强化），与硬脑膜走行一致。③硬脑膜：位于外层，由致密结缔组织构成，厚而坚韧，与颅骨内面的骨膜完全融合，故通常说硬脑膜为两层结构组成。正常 CT 不能直接显示三层结构。由于硬脑膜有丰富的血供且无血脑屏障，可以发生明显强化。

硬脑膜内层向颅腔内反折形成双层皱襞有支持、保护作用。主要形成物如下。①大脑镰：前端附着于鸡冠，后缘呈水平形与小脑幕相续。大脑镰上、下缘两层分开分别形成上、下矢状窦。轴位像 CT 呈略高密度线状影，40 岁后可钙化。②小脑幕：呈帐篷状分隔大脑枕叶和小脑。后方附着于枕骨横沟，两侧附着于岩椎，上缘正中与大脑镰相续，两侧前内缘形成小脑幕切迹，围绕中脑。轴位呈两侧对称的略高密度影，冠状位呈人字形线状略高密度影。③小脑镰：附着于枕内嵴上的一窄条状突起，分隔小脑半球。④其他：三叉神经半月节（Meckel 腔）、海绵窦、直窦、横窦、乙状窦等。

（五）蛛网膜下隙和脑池

脑蛛网膜在脑沟裂处不随之凹入，与软脑膜之间形成宽窄不一的蛛网膜下隙（或称蛛网膜下隙），内含脑脊液。某些局部宽大处称为脑池。主要的有：①大脑纵裂池。②胼胝体池。③小脑延髓池（又称枕大池）。④小脑溪（又称小脑谷）。⑤延池。⑥桥池。⑦脑桥小脑角池。⑧脚间池。⑨视交叉池。⑩终板池。⑪外侧裂池。⑫环池。⑬四叠体池。⑭大脑大静脉池。⑮小脑上池（是四叠体池向后的延续）。⑯帆间池（又称中间帆腔或第三脑室上池）。

鞍上池为 CT 和 MR 等轴位图像所特有。由于扫描体位的影响可呈如下几种。①六角星：前角为纵裂前部的后端（紧贴前角后端的横行部分主要是交叉池）；两前外侧角为两外侧裂池；两后外侧角为围绕中脑的环池；后角为大脑脚间的脚间池（图 1-1）。②五角星：与六角星不同的是，两后外侧角为围绕脑桥上部的桥小脑角池，后角不显示。鞍上池前方是额叶底部直回，两侧壁是颞叶海马沟回，后方为大脑脚或脑桥上部。

鞍上池内前部可见两条视束，横径约 12mm，前后径约 8mm，外侧可见两条颈内动脉，中央可见垂体柄，正常垂体柄粗 < 4mm。

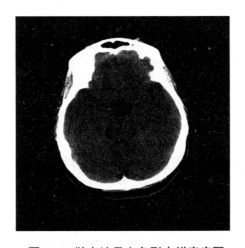

图 1-1 鞍上池呈六角形水样密度区

帆间池与第三脑室顶部的区别：帆间池位于第三脑室顶的上方、穹隆体和穹隆连合的下方，呈尖向前的三角区，两前外侧界为穹隆的内侧缘，后界为胼胝体压部。与第三脑室的区别为：①帆间池的层面较第三脑室顶高。②帆间池后界为胼胝体压部，而第三脑室顶部的后界为松果体。③帆间池前部的尖不与侧脑室相连，而第三脑室前端可达侧脑室前角。

此外，枕大池可发育巨大（但一般不产生临床症状）呈对称性和非对称性。结合其有无张力、颅骨有无压迹等可与蛛网膜囊肿相鉴别（图1-2），有文献将其列入发育异常。因终板较薄不显影，常看到终板池与第三脑室下部相通的假象。小脑溪位于两侧小脑扁桃体之间，呈一细长的间隙，后通小脑延髓池，前通第四脑室。

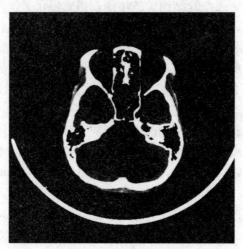

图1-2 巨大枕大池
显示枕骨内板下至岩椎后缘有新月形水样密度区

（六）大脑半球的分叶及边缘系统

1. 分叶

大脑由中线的半球间裂分为左右两半，中间由胼胝体相连。大脑半球由脑沟裂分为下列五叶。①额叶：位于前上部。内侧以纵裂和大脑镰与对侧分开，后方由中央沟与顶叶分开，外下方经外侧裂与颞叶分开，前下方为额骨和眶顶。②颞叶：经外侧裂垂直部和水平部与额叶分开。顶枕裂（沟）与枕前切迹（枕极前4～5mm）的连线为颞、枕叶的分界。③顶叶：经中央沟与前方的额叶分开，下方以外侧裂与颞叶分开，后方以顶枕沟与枕叶分开。④枕叶：经顶枕沟与顶叶分开，与颞叶的分界线为顶枕沟与枕前切迹的连线。⑤岛叶：隐藏于外侧裂深部的近三角形的独立区域，四周有环形沟，由额、顶、颞叶皮质沿外侧裂深部凹入形成岛盖。

2. 边缘系统

大脑半球内侧面的扣带回、海马回、河回、海马、杏仁核等相连构成一个弯弓形脑回，因位置在大脑和间脑交界处的边缘，所以称为边缘系统或边缘叶。通过控制下丘脑来调节内脏及情绪活动。

此外，颞、顶、枕叶的分界线是假设的，因此很不清楚，这一区域也称为颞顶枕交界区。

（七）大脑半球的白质

1. 半卵圆中心

髓质占大脑半球的大部分，较厚的皮质下纤维在横断面图像、侧脑室上层面呈半卵圆形，故称为半卵圆中心，是影像学的一个概念。

2. 大脑白质纤维分类

大脑白质的纤维结构复杂，大体分为以下三种：

（1）联络纤维：在一侧半球内部各回、各叶间的往返纤维称为联络纤维。短的是联系在相邻脑回之间的弓状纤维；长的是联系在各叶皮质间的纤维，如钩束、扣带束、上纵束、下纵束及枕额上、下束等。

（2）联合纤维：指联系左右半球的纤维，主要有胼胝体、前联合和海马联合等。①胼胝体：位于大脑纵裂底部，呈拱桥状。前端弯向腹后方称嘴，由嘴向前上方弯曲部称为膝，由膝向后延伸为体部（构成侧脑室壁的大部分），后端较厚称为压部。②前联合：位于胼胝体嘴的后下方，呈卵圆形，是两半球的嗅球和海马旁回的联合。

（3）投射纤维：大脑皮层与其下部的间脑、基底节、脑干和脊髓的连接纤维称为投射纤维。包括内囊、穹隆、外囊和最外囊。①内囊：两侧内囊横断面呈"＞＜"型，中央顶点为膝，前后分别为前肢和后肢。内囊位于丘脑、尾状核和豆状核之间。内囊后肢边缘模糊的低密度区（位于膝部到豆状核后缘距离的 2/3 ~ 3/4 处）为正常皮质脊髓束，勿误为缺血灶。②外囊：在豆状核外，居豆状核和屏状核之间，两侧在横断面呈"（）"型。③最外囊：位屏状核外侧，岛叶内侧，CT 难以显示。

（八）基底节

基底节包括尾状核、豆状核、屏状核和杏仁核。其中豆状核有两个白质板将其分为三部分，外部最大称为壳，内侧两部分称为苍白球。但 CT 不能显示其白质板。尾状核和豆状核合称为纹状体，与维持肌张力及运动频率有关。杏仁核与情绪变化有关。

（九）间脑

间脑（通常将端脑和间脑合称为大脑）连接大脑半球和中脑，包括以下四部分。

1. 丘脑

丘脑为一大卵圆形核团。内侧构成侧脑室侧壁，借中间块使左右丘脑相连；其外侧为内囊后肢；其前端尖圆为丘脑结节；后端圆钝为丘脑枕；丘脑枕的外下部有两个隆起为内、外侧膝状体。丘脑是各种感觉体传向大脑皮层的中间站。

2. 下丘脑

下丘脑构成侧脑室底和侧壁的一部分，包括视交叉、漏斗、灰结节、乳头体和垂体神经部。它是皮质下自主神经中枢，并通过下丘脑 - 垂体柄和垂体门脉系统调节垂体功能。

3. 底丘脑

底丘脑为丘脑和中脑的移行区。接受来自苍白球和运动区的纤维，并发出纤维到达红核、黑质及中脑被盖，功能上与苍白球密切相关。

4. 上丘脑

上丘脑位于三脑室后部，包括丘脑髓纹、缰三角和松果体，参与嗅反射通路。松果体为一退化的内分泌结构，分泌抑制青春期激素。松果体呈锥形，长 5 ~ 8mm，宽 4mm，向左偏移 1 ~ 2mm 是正常现象，但向右偏移却有病理意义。CT 扫描 75% 以上成人于三脑室后部可显示松果体与缰联合钙化。缰联合钙化居前，范围不超过 1cm；松果体钙化居后，一般不超过 5mm。

此外，有文献将内、外侧膝状体称为后丘脑。

（十）脑干

脑干上接间脑，下续颈髓，与小脑之上、中、下脚相连，分为以下三部分。

1. 中脑

在间脑和脑桥之间，从前向后为大脑脚、被盖和四叠体（顶盖）组成。大脑脚与被盖之间以黑质为界；被盖与四叠体之间以中脑导水管为界。腹侧两束粗大的纵行纤维为大脑脚，其间形成脚间窝，动眼神经从脚间窝出脑。中脑背部有上丘和下丘两对隆起总称为四叠体。上、下丘分别与外、内侧膝状体借上、下丘臂相连，分别是皮质下视觉和听觉反射中枢。下丘后方连接前髓帆，滑车神经自下丘下方发出。

2. 脑桥

脑桥在中脑的下方，从前向后为基底部和被盖部。前面正中浅沟内可见基底动脉。横行基底部的纤维向两侧聚成脑桥臂，经小脑中脚进入小脑。基底部与桥臂之间有三叉神经发出。脑桥腹侧与延髓交界的沟内，由内向外有外展神经、面神经和前庭蜗神经发出。脑桥背面下半部即菱形窝的上半部为第四脑室底（CT 轴位第四脑室前为脑桥）。

3. 延髓

上接脑桥，下续颈髓。腹侧面中线（前正中裂）两旁有锥体（由皮质脊髓束和皮质脑干束组成）。在延髓的下方由纤维交叉形成锥体交叉。锥体外侧有椭圆形隆起称为橄榄。锥体和橄榄之间有舌下神经穿出。橄榄背侧自上而下依次有舌咽神经、迷走神经和副神经根发出。

（十一）小脑和小脑核

小脑位于脑桥和延髓的后方，中间相隔第四脑室。小脑正中的蚓部与两侧小脑半球间无明显分界。小脑半球下面近枕骨大孔部分突出称为小脑扁桃体。小脑前后均向内凹称为小脑前切迹和后切迹。小脑半球借上、中、下脚分别与中脑背侧、脑桥腹侧和延髓的背侧相连接，小脑表面为灰质，内部为白质。

小脑白质内有灰质团块，称为小脑中央核。共有四对，分别为齿状核、顶核、栓状核、球状核。其中齿状核最大，位于小脑半球的中心部，是小脑传出纤维的主要发起核。

（十二）脑室系统

1. 侧脑室

左右各一，分为以下五部分。①前角：又称额角，位于额叶内，在室间孔以前。顶为胼胝体，内侧壁是透明隔，倾斜的底及外侧壁为尾状核头。②体部：位于顶叶内，由室间孔至三角部。顶为胼胝体体部；内侧壁是透明隔；底由外侧到内侧分别为尾状核体、丘脑背面终纹、丘脑上面的外侧部、脉络丛和穹隆外侧缘。③三角区：即体、后角、下角分界处，内容脉络球。CT 上是区分颞、枕、顶叶的标志。④后角：又称枕角，位于枕叶内，形状变异很大，有时缺如。顶和外侧壁由胼胝体放散形成；内侧壁上有两个纵行膨大，上方的称后角球（由胼胝体大钳构成），下方的称禽距。⑤下角：在颞叶内，又称颞角。在丘脑后方弯向下，再向前进入颞叶。顶大部分由胼胝体构成，内侧小部分由尾状核尾和终纹构成，底由内至外为海马伞、海马和侧副隆起。

正常成人两侧前角之间的距离 < 45mm，前角间最大距离与头颅最大内径之比 < 35%，在 2 岁以下其比值应 < 29%，两侧尾状核内缘之间的距离 < 25mm，为 15mm。

2. 第三脑室

两侧间脑间的狭窄腔隙。成人男性宽为 2.8 ～ 5.9mm，女性为 2.5 ～ 5.3mm。经室间孔与左右侧脑室相通，后经中脑导水管与第四脑室相通。顶有第三脑室脉络丛；底为下丘脑；前壁为前联合和终板；后壁为缰联合、松果体和后联合。

3. 第四脑室

腹侧为脑桥和延髓，背侧为小脑，上接中脑导水管，下续脊髓中央管。经侧孔与脑桥小脑角池相通；经下端正中孔与小脑延髓池相通。第四脑室底为菱形窝，顶为前髓帆和后髓帆，呈马蹄形，宽（前后径）9mm。

4. 中脑导水管

位于中脑背侧，是中脑被盖和四叠体的分界，长 7 ～ 18mm，直径 1 ～ 2mm。正常 CT 难以显示。此外，第五、第六脑室即透明隔间腔和穹隆间腔属两种解剖变异。但第五脑室如积液过多，向外膨隆并影响室间孔的引流，可称为透明隔囊肿。

（十三）脑的动脉、静脉和静脉窦

1. 脑动脉

脑的血供来自颈内动脉和椎动脉，前者供应大脑半球的前 2/3，后者供应脑干、小脑和大脑半球的后 1/3。

（1）大脑前动脉：供应额、顶叶近中线内侧面 1.5cm 的范围，呈长条形。其水平段分出细小前穿质动脉供应尾状核头、壳核和内囊前部，另有部分供应下丘脑。

（2）大脑中动脉：皮质支供应额、顶、颞叶的外表面大部分。中央支供应尾状核和壳核的一部分，以及苍白球、内囊前后肢，称为豆纹动脉。

（3）大脑后动脉：供应枕叶和颞叶底面，中央支供应部分间脑。

（4）椎基动脉：两侧椎动脉在延髓腹侧汇合为基底动脉。基底动脉走行于脑桥前面，到脚间池分为左右大脑后动脉。基底动脉分出成对的脑桥支、内听道支、小脑前支和小脑上支。小脑后支来自椎动脉。

颅底动脉环即Willis环，由前交通动脉、两侧大脑前动脉、两侧后交通动脉和大脑后动脉相互吻合构成的六角形动脉环，是沟通两侧颈内动脉和椎动脉的侧支循环通路。其变异较大，完整者仅占53.8%。

2. 脑静脉

大脑半球静脉分为深、浅两组。①浅静脉：收集大脑皮质和白质浅层的静脉血，包括大脑上静脉、大脑中静脉和大脑下静脉分别汇入上矢状窦、海绵窦、横窦、岩上窦和岩下窦，其间有吻合静脉相沟通。②深静脉：主要收集脑深部的血液。透明隔静脉和纹丘静脉在室间孔后缘汇合成大脑内静脉，两侧的大脑内静脉以及基底静脉在松果体后方汇合成大脑大静脉。大脑大静脉与下矢状窦相连终于直窦。

3. 静脉窦

在两层硬脑膜之间引流静脉血液入颈内静脉，包括上矢状窦、下矢状窦、直窦、横窦、海绵窦、岩上窦、岩下窦和乙状窦。其中海绵窦位于蝶鞍两侧高5~8mm，横径5~7mm，前后径为10~15mm，增强后呈高密度，平扫不易显示。

（十四）正常颅脑CT横断面、Brodmann功能定位区和大脑皮质的主要功能区

正常脑皮质的密度高于髓质，易于分辨。脑皮质CT值为32~40Hu，脑髓质CT值为28~32Hu，两者平均相差（7.0±1.3）Hu。含脑脊液的间隙为水样密度，CT值为0~20Hu。

（图1-3 A~I）为正常颅脑CT轴位像，按Brodmann功能定位法共分47个区。如图（1-3 A~I）和图（1-4 A~D）所示，大脑皮质主要的功能区定位如下：

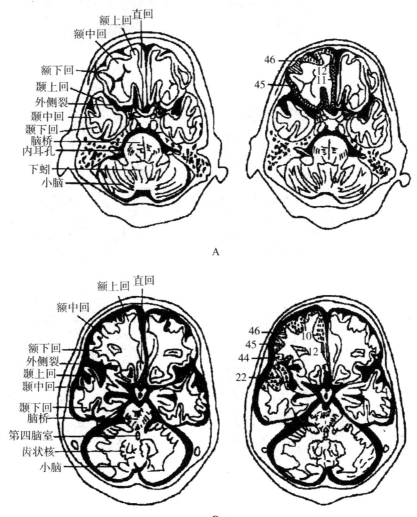

A

B

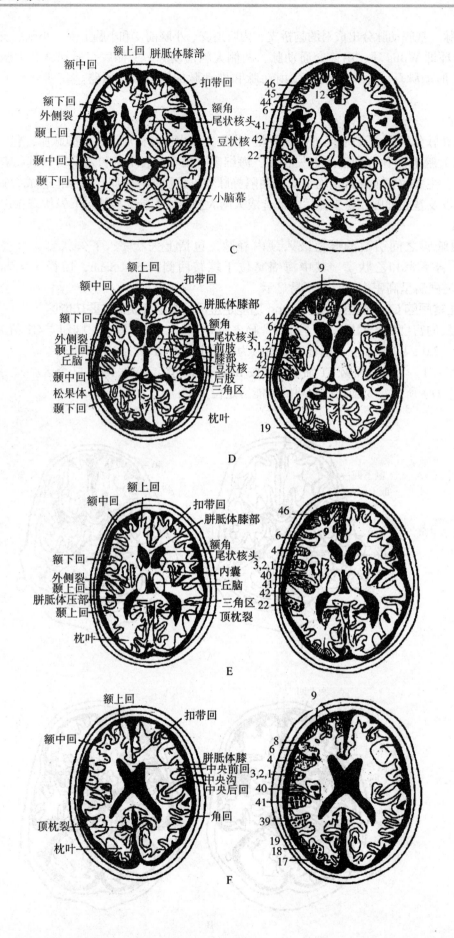

C

D

E

F

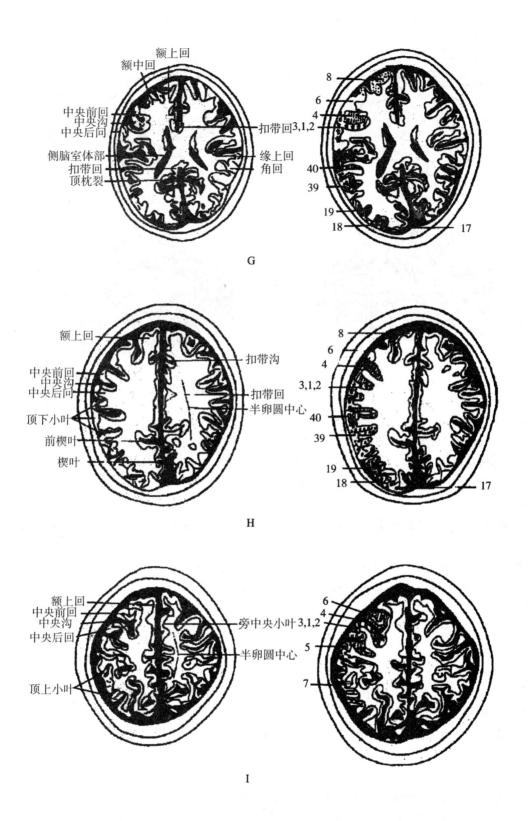

图 1-3 正常颅脑 CT 轴位像

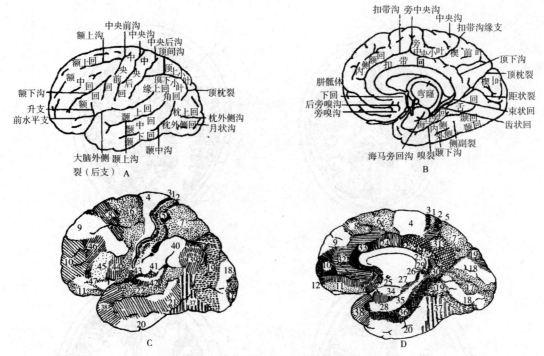

图1-4 大脑皮质主要结构与功能区分布

1. 第1躯体感觉区

位于中央后回和中央旁小叶的后半，主要是3区、1区、2区。

2. 第1躯体运动区

位于中央前回和中央旁小叶的前半，主要是4区。

3. 视觉区

位于枕叶内侧面，距状裂（沟）两侧，包括舌回和楔叶的一部分，即17、18、19区。

4. 听区

位于颞横回，主要是42区，接受听辐射的投射。其特点是一侧听区接受双侧的听觉冲动传入，但以对侧为主。故一侧听区损伤，可使双侧听力下降，但不会完全耳聋。

5. 味觉区

在中央后回下端。

6. 语言中枢

在左侧半球的皮质产生了四个分析区，总称为语言中枢。①说话中枢：在额下回后部，即44区。此区损伤产生失语症。②书写中枢：位于额中回后部。此区损伤产生失写症。③阅读中枢：位于顶下小叶的角回，即39区。此区损伤产生失读症。④听话中枢：在颞上回后部。功能是理解别人的语言和监听自己所说的话。此区损伤，对听到的语言不能理解，自己说话错误、混乱而不自知，称为感觉性失语症。

7. 其他

5区、7区为触摸识别物体的实体感觉皮质区，为顶上小叶。额上回从前向后为9区、8区、6区。8区和枕叶19区为皮质眼球运动区，受刺激时产生双眼向对侧同向偏盲。8区、6区为锥体外系皮质区，与共济运动有关。9区、10区、11区为额叶联合区，与智力和精神活动密切相关。40区位于顶下小叶缘上回，优势半球为运用中枢，是人类后天经复杂的动作和劳动技能所建立的运动区。损伤后，手的运动功能正常，但不能完成过去掌握的复杂动作和操作技法。

第二节 脑梗死

脑梗死（cerebral infarction）是指因脑血管阻塞而造成的脑组织缺血性坏死或软化。在急性脑血管疾病中脑梗死占50%以上，发生于40岁以上者为多，最多见于55～65岁。其原因有：①脑血栓形成：继发于脑动脉粥样硬化、动脉瘤、血管畸形、感染或非感染性动脉炎等，以脑动脉粥样硬化引起血栓形成最常见。②脑栓塞：如血栓、气体和脂肪栓塞。③低血压和凝血状态。根据脑梗死的病理改变，可分为三期，即缺血期、梗死期和液化期，CT能很好地反映各期病理变化。

脑梗死临床类型主要包括动脉粥样硬化血栓性脑梗死、栓塞性脑梗死和腔隙性脑梗死，另有30%～40%在临床上不易分清为哪一型。脑梗死可发生在脑内任何部位，但以大脑中动脉供血区为多，梗死的范围与阻塞血管大小、血流量多少及侧支循环建立状况等有关。脑的穿支动脉闭塞后，可引起大脑深部，尤其是基底节、内囊、丘脑、半卵圆中心、皮质下白质等部位较小的梗死，直径为5～15mm，称为腔隙性脑梗死。在脑梗死基础上，原梗死区内又发生脑出血称为出血性脑梗死。

一、缺血性脑梗死

（一）CT平扫

1. 仅少数患者于发病6～24小时内出现边界不清稍低密度灶，而大部分患者于24小时后才可见边界较清楚的低密度灶，密度可不均匀；其部位及范围与闭塞血管供血区一致，可同时累及皮质与髓质，多呈三角形或楔形。发生在分水岭区域的脑梗死多呈线条形。

2. 发病1～2周：梗死区的密度进一步降低，且逐渐均匀一致，边界更加清楚。

3. 发病2～3周：梗死区密度较前升高，病灶范围可缩小，变得不清楚，较小的病灶可完全变为等密度，称为"模糊效应"。

4. 发病4～8周：梗死灶的密度逐渐下降，与脑脊液密度相近，最后可形成囊腔（图1-5）。

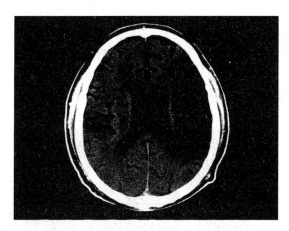

图1-5 陈旧性脑梗死
左额顶叶大片低密度区，边界清晰，密度与脑脊液相似，左侧脑室扩大，中线结构无移位

（二）增强扫描

1. 一般梗死后3～7天即可出现强化，2～3周发生率最高，且强化最明显，可持续4～6周。

2. 梗死灶强化形态可多种多样，多数表现为脑回状或斑点状、团块状（图1-6）。

（三）占位效应

1. 梗死灶由于并发脑水肿而出现占位效应，其程度依梗死区大小不同可造成局灶性或广泛性脑室系统变形、推移和中线结构移位。

2. 占位效应在发病当天即可出现，病后1～2周最为显著。

3. 发病2周以后占位效应由重转轻，逐渐消失，最后囊腔形成，可出现负占位效应，邻近脑实质萎缩，脑沟、脑池增宽，脑室扩大，中线结构可向患侧移位。

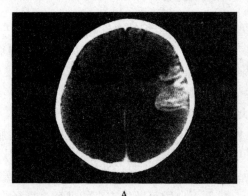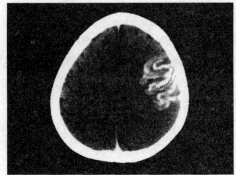

A   B

图1-6 大脑中动脉梗死
A、B. 增强扫描见左侧大脑中动脉供血区低密度灶内呈明显脑回样强化

二、腔隙性脑梗死

（一）CT平扫

1. 一般在发病后48～72小时可表现为圆形、卵圆形低密度灶，边界不清。4周左右形成脑脊液样低密度软化灶。

2. 多位于基底节内囊区、丘脑、脑室旁深部白质、脑桥等，罕见累及皮质。

3. 病灶大小一般为5～15mm，＞15mm为巨大腔隙灶。

（二）增强扫描

在发病后2～3周可以出现强化现象。

（三）占位效应

无明显占位效应。

三、出血性脑梗死

（一）CT平扫

常于发病后1周至数周，在三角形或楔形低密度梗死区内出现不规则斑片状高密度出血灶，边界不规则（图1-7）。

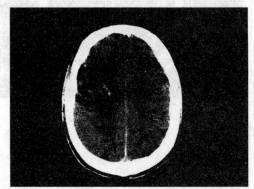

图1-7 出血性脑梗死
右额顶叶大片低密度区内见散在不规则高密度出血灶

（二）增强扫描

在梗死的低密度区中仍可显示脑回状、斑片状强化。

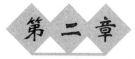

循环系统疾病 X 线诊断

第一节　冠状动脉粥样硬化性心脏病

一、X 线诊断要点

1. 轻度心肌缺血

X 线心脏往往无明显阳性发现。

2. 心肌梗死

心肌梗死的 X 线征象为梗死区搏动异常，此为主要 X 线征象，可出现典型的矛盾运动、搏动幅度减弱或搏动消失等。较广泛或多发的心肌梗死、心力衰竭或心包积液可使心影增大。心力衰竭常从左心开始，以后波及右侧。偶可见血栓钙化。

3. 心室膨胀瘤

心室边缘局部隆起，矛盾运动，搏动减弱或消失。

二、读片

（图 2-1），冠状动脉粥样硬化性心脏病。女，52 岁，主动脉弓处可见弧形钙化影。

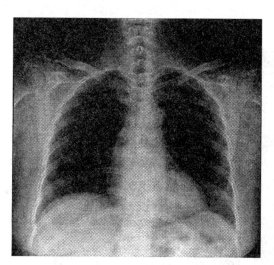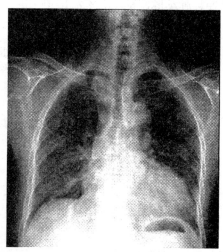

图 2-1　冠状动脉粥样硬化性心脏病

三、临床联系

本病主要侵犯主干及大分支，如前降支的近心段、右冠状动脉和右冠支。由于血流受阻，心肌出现缺血、梗死，严重者出现心室壁瘤。

第二节 风湿性心脏病

一、X线诊断要点

不同摄片体位的表现如下。

1. 后前位

两侧肺瘀血，上肺静脉扩张，下肺静脉变细，血管模糊，重者出现肺静脉高压征象，如间质性或肺泡性水肿，Kerley线等。左心房增大导致右心缘可见双心房影和／或心影中央密度增高。主动脉结因心搏量少及心脏旋转而变小。肺动脉段隆起，肺动脉增粗、模糊。左心缘出现第三心弓（左心耳），左下心缘平直，心尖上翘，当有关闭不全时则左心室增大，左下心缘长径与横径均增大，重者左支气管上抬，气管分叉角增大。

2. 右前斜位

心前间隙缩小，肺动脉段隆起，左心房增大，心后上缘后突，压迫充钡食管。

3. 左前斜位

心前间隙缩小，肺动脉段隆起，左主支气管受压上抬。

4. 侧位

胸骨后心脏接触面增加，食管受左心房压迫而后移，单纯狭窄者心后三角存在，关闭不全时缩小或消失。

二、读片

（图2-2），风湿性心脏病。女，32岁。两肺纹理增多增粗，以两上肺为著，肺门影粗乱模糊，呈淤血性改变，肺动脉段平直，左心缘向左下延伸，有心可见双重阴影，左前斜位可见食管向后移位，心后缘向后延伸，肺动脉圆锥（右室流出道）膨隆。

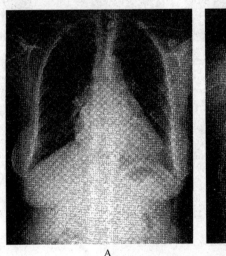 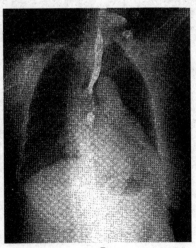

A   B

图2-2 风湿性心脏病
A. 正位；B. 左前斜位

三、临床联系

临床症状以劳累后心悸为主，重者可有咯血、端坐呼吸、肝大、下肢水肿等症状，心尖区舒张期隆隆样杂音。

第三节 先天性心脏病

一、房间隔缺损

（一）X 线诊断要点

婴幼儿期或年龄较大缺损小而分流量少的，心肺可无明显异常。达到一定分流量时，有心房、右心室因容量的过负荷而增大，肺血增多。左心室发育等，主动脉正常或缩小。表现如下。

1. 肺血增多

除肺动脉段隆突外，两肺门血管影增宽，肺门血管呈扩张性搏动（称肺门舞蹈征），两肺中带肺血管纹理增粗增多，并可延伸至肺外带，肺血管纹理边缘清晰。

2. 心脏增大

心脏呈不同程度的增大，有心房增大较明显。

（1）后前位：心脏左移，右上纵隔与右心缘影不明显，主动脉结缩小，肺动脉段空出，心尖上翘，肺血增多。

（2）左、右前斜位：肺动脉段隆起，心前间隙缩小，左心房不大，右心房段延长或隆起。

（3）侧位：心前缘与胸骨接触面增加，心后三角存在。

（二）读片

（图 2-3），房间隔缺损。女，16 岁，两肺充血性改变，心脏呈二尖瓣型，主动脉结变小，肺动脉段明显膨隆，心高比增大，心前间隙狭窄。

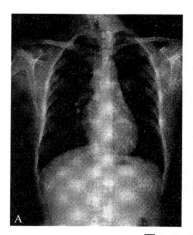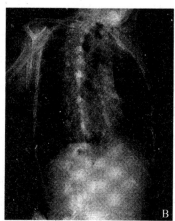

图 2-3　房间隔缺损
A. 正位；B. 侧位

（三）临床联系

本病患者可以无症状，形体正常，发育稍小，劳累后有心悸、气促，易患呼吸道感染，无发绀。体检胸骨左缘第 2 肋间收缩期杂音。

二、室间隔缺损

（一）X 线诊断要点

室间隔缺损的 X 线表现完全受血流动力学异常所决定。

1. 缺损小而分流量少者

心肺无明显异常或仅肺血管纹理增多，此种肺血管纹理增多仅发生于下肺野。肺动脉段多平直或隆突，左心室轻度增大。

2. 缺损在 1cm 以上者

分流量较大，肺血增多，肺动脉段隆起，心影以左心室增大为主，左心室、有心室均增大。

3. 在上述基础上合并肺动脉高压者

两肺中外带肺纹理扭曲变细，肺动脉段与大分支扩张，严重者肺门呈一"截断"样。心脏有心室增大比左心室显著，常伴有肺间质水肿及肺泡性水肿的 X 线片，但以充血现象为主。

（二）读片

（图 2-4），室间隔缺损。男，4 岁，两肺纹理成比例增粗，肺门影增大、增浓。

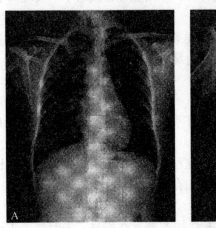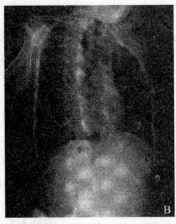

图 2-4　室间隔缺损
A. 正位；B. 侧位

（三）临床联系

临床上小孔室间隔缺损患者无症状，胸骨左缘有全收缩期杂音。大孔室间隔缺损有大量左向右分流出现震颤，婴儿期即可有充血性心力衰竭。患者生长及发育差，反复呼吸道感染、多汗、喂养困难、心悸、气促、乏力，至右向左分流时可出现发绀。

三、动脉导管未闭

（一）X 线诊断要点

导管细小而分流量少者，心、肺可无明显异常，或仅有左心室轻度增大，肺动脉段轻突，主动脉弓稍宽。导管较粗而分流量多者，肺动脉段隆突及肺血增多明显，两肺纹理增多且粗，透视可见"肺门舞蹈征"，但较房间隔或室间隔缺损发生较少。心脏呈轻度至中度增大，主动脉弓增宽，有时可见漏斗征。

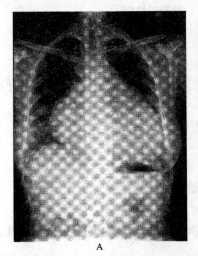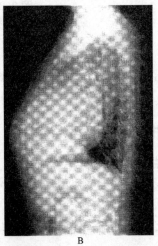

图 2-5　动脉导管未闭

（二）读片

图 2-5，动脉导管未闭。女，34 岁，肺门影轻度增大，心影略增大，肺动脉段膨隆，双心室及左心房略大。两肺呈充血性改变，肺纹理模糊。右下肺动脉干增粗，心影增大，主动脉结缩小，肺动脉段突出，心腰消失，心尖圆隆并向左下延伸。

（三）临床联系

本病可因分流量大小表现出不同的临床形式。分流量甚小者临床可无主观症状；中等分流量者常感乏力、劳累后心悸、气喘；分流量大时多为临床症状严重。

四、肺动脉瓣狭窄

（一）X 线诊断要点

1. 心脏改变

轻度狭窄，心脏大小正常或仅轻度增大，以有心室为显著，心脏呈二尖瓣型。肺动脉瓣严重狭窄者，有心室增大明显。

2. 肺门改变

肺动脉段因狭窄后扩张而隆突，隆突下方与心脏交界分明，呈切迹样。左肺门影增大，主动脉弓相对变小，故整个心脏与大血管显示为下面为圆隆的心脏，中间为隆突的肺动脉段，两者之间界限分明。最上方为相对变小的主动脉弓，故颇似葫芦形。如有增大而搏动的左肺门，纤细而静止的右肺门，为瓣膜型肺动脉狭窄的典型表现。

3. 肺纹理

肺野清晰，血管纤细稀少，边缘清晰。

（二）读片

（图 2-6），肺动脉瓣狭窄。男，2 岁，脊柱侧弯，气管略偏右（不排除体位所致），纵隔增宽，两肺纹理模糊，肺野透过度减低，左肺门影结构较乱，右肺门被遮盖，有心缘向右突出，肺动脉段平直，两侧膈肌光整，肋膈角锐利。

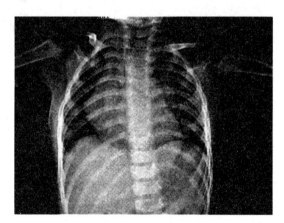

图 2-6 肺动脉瓣狭窄

（三）临床联系

轻症肺动脉瓣狭窄可无症状，重者在活动时有呼吸困难及疲倦，严重狭窄者可因剧烈活动而导致晕厥甚至猝死。

五、法洛四联症

（一）X 线诊断要点

25% 的患者伴有右位主动脉弓，故右上纵隔处有突出之主动脉结，部分患者左上纵隔无主动脉结，肺动脉段凹陷，心左下缘为向上翘起的心尖，左、右心房无明显改变，肺动脉和肺血均减少。

（二）读片

（见图2-7），法洛四联症。女，48岁，右位主动脉弓，中纵隔增宽，并可见半圆形突出致密影（主动脉瘤样扩张），有心增大。

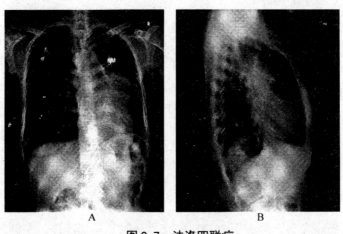

图 2-7　法洛四联症
A. 正位；B. 侧位

（三）临床联系

患者自幼出现发绀和呼吸困难，易疲乏，劳累后常取蹲踞位，常伴杵状指，严重缺氧时可引起晕厥。

微信扫码
◆临床科研
◆医学前沿
◆临床资讯
◆临床笔记

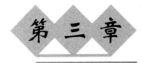 **循环系统疾病 MRI 诊断**

第一节　先天性心脏疾病

先天性心脏病（congenital heart disease，CHD）是一类较常见的心血管系统疾病，据其畸形性质不同，对患者生长发育的影响程度不同。随着心胸外科技术的发展，许多病变均可得到手术矫治，对先天性心脏病的早期、正确诊断十分重要。多普勒超声心动图是目前诊断先心病最常用的检查方法，但对复杂性和小儿先心病的诊断有较大的困难。X 线心血管造影是先心病术前诊断的金标准，但其为创伤性检查，部分患者对碘剂过敏，使检查不能实施或者发生过敏反应，甚至危及患者的生命。作为非损伤性的 MRI 检查技术，其特点是软组织对比度高，在不使用造影剂的情况下，既能获得清晰的心脏、大血管形态结构图像，又能弥补超声心动图和 X 线血管造影的不足，尤其对复杂先心病的诊断可通过不同方法、不同切层扫描，能明显提高临床诊断水平。因此，在不远的将来，MRI 完全有可能代替 X 线心血管造影检查，使先心病的术前诊断成为无创伤性。

一、室间隔缺损（Ventricular Septal Defect，VSD）

（一）概述

单纯性室间隔缺损是最常见的先心病之一，约占先心病的 22%，居先心病的第二位。为胎儿期室间隔发育不全所致。男性多于女性，主要病理改变为室间隔不完整，致使左右心室的血液经缺损处相通，产生左右分流。室间隔缺损的部位、大小和数目变异较大，按其发生的部位，将其分为以下几种类型：①漏斗部缺损；②膜部和膜周部缺损，含隔瓣后缺损；③肌部缺损；④房室共道型缺损。本病亦可与法洛四联症、大血管转位，三尖瓣闭锁等复杂畸形合并存在。

（二）病理改变

正常情况下，左心室的收缩压明显高于右心室，当有室间隔缺损存在时，左心室的血液经缺口流向右心室，产生左向右的分流。较小的室缺，分流量较小，对右心室的功能影响亦小，右心室负荷增加亦不明显，临床上可无症状，或仅有轻微症状。当缺损较大，左向右分流量较大时，右心室容量负荷增加，肺血增多，导致肺动脉高压，产生明显的临床症状；长期的肺动脉高压，使肺血管发生广泛性器质性病变，右心室的阻力负荷进一步加大。当右心室压力明显升高，超过左心室压力时，分流方向逆转，出现右向左分流。当两心室压力持平时，分流减少或有双向分流。

（三）临床表现

轻者无症状。缺损较大者可有活动后心悸、气喘、容易并发呼吸道感染等症状。晚期重度肺动脉高压时出现紫绀、心力衰竭等。查体可见心前区隆起，胸骨左缘 3、4 肋间闻及全收缩期杂音，多伴有震颤，肺动脉第二心音亢进。

（四）MRI 表现

室间隔缺损的 MRI 检查，以体轴横断面和垂直室间隔心室长轴层面显示最佳，亦可加做垂直室间隔心室短轴像和电影 MRI。为避免假阳性，至少应作两种以上不同方向的切层扫描，并同时显示出缺损时，方可诊断。

1. 在 MRI 上显示心室间隔的连续性中断，局部有一缺损，缺损两端圆钝。

2. Cine-MRI 上可见缺损处的分流信号，此时，心腔内血流为高信号，而近缺口局部可见低信号区。

3. 左右心室扩大，以左心室为著，伴有心室壁增厚。

4. 当有肺动脉高压时，出现肺动脉扩张及右室壁更增厚。

（五）诊断要点

1. 临床症状，体征提示有室间隔缺损存在。

2. MRI 上在两种以上不同的切层方向上显示出室间隔连续性中断、局部有缺损。

3. Cine-MRI 上可见异常的血流分流信号。

（六）鉴别诊断

单纯室间隔缺损的 MRI 诊断不难，膜部缺损或小的肌部缺损容易漏掉，Cine-MRI 对诊断会有帮助。膜部室间隔在正常情况下 MR 信号较弱，易误诊为膜部室缺。

在 MRI 确诊室间隔缺损同时，还应仔细观察心血管的其他结构，注意有无合并存在其他方面的畸形。

二、房间隔缺损（Atrial Septal Defect，ASD）

（一）概述

房间隔缺损是最常见的先天性心脏病之一，占全部先心病的 20%～26%，居先心病的首位，女性多发，男女之比约为 1：2。房间隔缺损可单纯存在，亦可与其他畸形合并存在。

（二）病理

房间隔缺损可分为原发孔型（Ⅰ孔型）和继发孔型（Ⅱ孔型）两种。原发孔型房间隔缺损为胚胎发育期原发隔发育不全，未能与心内膜垫融合所致，目前多归入心内膜垫缺损（房室隔缺损）。继发孔型房缺是由于原发房间隔吸收过多或继发房间隔发育障碍所致。根据其部位不同分为四种类型：①中心型（又称卵圆孔缺损型）：位于房间隔中心卵圆窝处，约占总数的 75%；②上腔型（又称高位型缺损）：占 4%～5%，位于上腔静脉入口的下方，缺损上缘与上腔静脉入口相延续，常合并右上肺静脉异常引流；③下腔型：位于房间隔的后下方，缺损下缘紧邻下腔静脉入口，占总数的 10%～12%；④混合型缺损：缺损巨大，累及上述两个以上部位，约占总数的 8.5%。

由于房间隔缺损，左心房的血液经缺损口流入右心房，使右心房、右心室及肺动脉血容量增加。随着病情的发展，肺小动脉逐渐出现内膜增生，中层肥厚，导致肺动脉高压。继之右心房内压力升高加重，当超过左房时，产生右向左分流，导致右心非氧合血进入左侧的体循环，临床出现紫绀，发展为艾森曼格综合征。

（三）临床表现

本病初期或缺损较小者可无临床症状。缺损较大时，可有活动后心慌、气短、乏力等，易患呼吸道感染等。晚期出现昏厥、心衰等。体检发现心界向左侧扩大，于胸骨左缘 2、3 肋间闻及 2～3 级收缩期杂音，多无细震颤，肺动脉瓣区第二心音亢进并分裂。

（四）MRI 表现

1. 房间隔不连续，可见缺口，以轴位横断和垂直室间隔心室长轴像显示最佳。为避免误诊，应在二种以上不同方向切层中同时显示有房间隔不连续时，方能诊断为房间隔缺损。

2. 右心房室增大，肺动脉干增宽，右心室壁可增厚。

在诊断房间隔缺损时，应注意区分正常的卵圆窝，由于卵圆窝处房间隔菲薄，MRI 信号很弱，产生类似房间隔缺损的假象，此时卵圆窝两边的房间隔是逐渐变薄，而当真正房间隔缺损时，缺口两边的房间隔增厚，形成所谓"火柴头"征。

在采用 SE 序列做 MRI 诊断房间隔缺损有困难时，可考虑应用 GRE 序列，做 Cine-MRI。在重点可疑 ASD 部位，行 Cine-MRI 扫描，能清楚显示左向右分流血液喷射情况，表现为在亮白信号的血池内，在缺口处，右心房侧（晚期右向左分流时，出现在左心房侧）可见黑色（低信号）的血流束。

（五）诊断要点

1. 临床检查于胸骨左缘 2、3 肋间闻及 2～3 级收缩期杂音。肺动脉瓣第二音亢进、分裂。

2. MRI 的轴位横断、垂直室间隔心室长轴位等至少两种以上切面上显示房间隔不连续，缺口两边可见"火柴头"征象。

3. GRE 序列 Cine-MRI 中见心房水平分流，在高信号（白色）的血池内出现低信号（黑色）的血流束。

4. MRI 中同时可见右心房、室及肺动脉干增大，右室壁增厚。

（六）鉴别诊断

当检查方法正确、图像清楚时，诊断房间隔缺损并不难，主要应与卵圆孔未闭相鉴别。

MRI 诊断房间隔缺损时，容易出现假阳性和假阴性。假阳性主要是误将卵圆窝处因菲薄，MR 信号很弱，误诊为房缺，主要区别点是此时房间隔是逐渐变薄，而非边缘增厚，形成"火柴头"征。假阴性，主要因缺口大小或扫描层面选择不当，或图像质量较差。必要时，加做 Cine-MRI，可提高对房缺的确诊率。

三、动脉导管未闭（Patent Ductus Arteriosus，PDA）

（一）概述

动脉导管未闭是最常见的先天性心脏病之一，发病率为 15% ~ 21%，占全部先心病的第三位，男女之比为 1 :（2 ~ 3）。动脉导管位于主动脉峡部与左肺动脉根部，是胎儿期血液循环的正常通道，95% 婴儿生后 1 年内闭塞，1 岁后仍开放者为动脉导管未闭。病理解剖上将其分为三种类型：①管型（圆柱型）：约占本病的 80%；②漏斗型；③窗型。动脉导管未闭多数单独存在，亦可与其他畸形合并存在。

（二）病理

动脉导管未闭造成主动脉与肺动脉间直接相通，产生心底部的左向右分流，初期分流量大小取决于未闭的动脉导管的口径。由于存在上述左向右分流使左心房室的容量负荷加大，导致左心室扩大，室壁增厚，严重可致左心衰竭；肺动脉血流量增加，形成肺动脉高压，使右心室后负荷加重，右室壁增厚，继之出现右心室腔扩大，致右心衰竭；晚期肺动脉压力达到或超过主动脉压力时，出现双向或右向左分流，临床出现紫绀。

（三）临床表现

未闭动脉导管细小者可无症状，导管粗大者出现活动后心悸、乏力、咳嗽等症状，可并发感染性心内膜炎。晚期肺动脉高压合并右向左分流者可有咯血、全身紫绀等，严重者出现心力衰竭。

体检于胸骨左缘第二肋间闻及双期连续性机器样杂音，杂音响亮处可触及震颤。分流量大时，有周围血管征，表现为动脉舒张压降低，脉压加大，水冲脉等。有肺动脉高压者肺动脉瓣区第二音亢进。

（四）MRI 表现

1. 在 MRI 的轴位横断面及垂直室间隔心室短轴位上，于主动脉峡部与左肺动脉起始部之间，可见未闭的动脉导管将两者相连通。MRI 能确定导管未闭的分型。

2. GRE Cine-MRI 中能见到异常的血流信号，并能显示分流的方向。

3. 在心室水平面可见左侧房室扩大，以左心室扩大为著，左室壁增厚。

4. 升主动脉、主肺动脉及左肺动脉扩张。

5. 晚期有肺动脉高压者，MRI 上还见右心室扩大及右室壁增厚。

（五）诊断要点

1. 临床表现具有动脉导管未闭的症状、体征，如：胸骨左缘第二肋间闻及双期机器样杂音，肺动脉瓣区可触及震颤。

2. MRI 于大血管平面见主动脉峡部与左肺动脉起始部之间有未闭的动脉导管相通。

3. GRE Cine-MRI 中显示主动脉峡部与肺动脉干分叉部之间有异常的血流信号。

（六）鉴别诊断

检查方法正确，图像清晰，显示出未闭的动脉导管时，诊断不难，无须与其他病变相鉴别。有时未闭动脉导管很细小，或扫描方法不当，未能显示出未闭的动脉导管时，造成漏诊。此时应在不同方向的切面上扫描，同时加做不同的序列，能提高 MRI 对动脉导管未闭的诊断正确率。

四、法洛四联症（Tetralogy of Fallot，TOF）

（一）概述

法洛四联症（简称法四）为最常见的紫绀类复杂性先天性心脏畸形，占先心病总数的 12% ~ 14%，在小儿先心病中排在房缺、室缺和动脉导管未闭之后，而位居第四位。本病由肺动脉狭窄（主要为右室漏斗部和肺动脉瓣混合型狭窄）、室间隔缺损、升主动脉骑跨于室间隔之上和右心室肥厚等四个基本病理改变构成的复杂畸形，其中以右室漏斗部的狭窄最为重要。如只有心室间隔缺损、肺动脉口狭窄和右心室肥大，而无主动脉骑跨者，称为不典型的法四。本病可与房间隔缺损（称为法洛五联症）、右位心、大血管转位等畸形合并存在。

（二）病理变化

法四的病理生理改变主要取决于右室流出道及肺动脉狭窄。由于室间隔缺损较大，左右心室及主动脉的压力相似，右室流出道狭窄愈重，排血阻力愈大，右心室经室缺由右向左分流量就愈大，紫绀重，如肺动脉狭窄较轻，右心室排血阻力小，经室缺产生双向分流，紫绀则较轻，个别人仅有左向右分流，患者可无紫绀。重者右心室肥厚失代偿后，最终导致右心衰竭。

（三）临床表现

患者自幼出现进行性紫绀和活动后心悸、气喘、乏力，喜取蹲踞位休息。严重紫绀患者活动后由于严重缺氧而引起发作性昏厥或抽搐。体检见患儿发育差，有杵状指（趾），心界不大，听诊胸骨左缘 3 ~ 4 肋间有收缩期喷射样杂音，肺动脉第二音减弱。心电图电轴右偏、右房扩大，右心室肥厚。

（四）MRI 表现

1. 右心室壁肥厚，接近甚至超过左心室壁的厚度。而正常人右室壁的厚度仅为左室壁厚度的 1/3 ~ 1/2，以轴位横断面、心室短轴切面和垂直室间隔心室长轴位显示清楚。

2. 室间隔缺损，以嵴下型即主动脉瓣下最常见。在轴位横断、垂直室间隔心室长轴或短轴切层上均能清楚显示。

3. 肺动脉瓣和右心室流出道（即漏斗部）狭窄，在两者之间常能见到第三心室形成。在轴位横断面、冠状面及平行室间隔心室长轴位上显示清楚。

4. 升主动脉扩张，顺钟向右转、前移并骑跨于缺损的室间隔之上。以轴位横断面、垂直室间隔心室短轴切面上显示清楚，尤其是后者，能同时测得升主动脉扩张程度和骑跨程度。一般为 50% 左右。

5. 肺动脉干、左、右肺动脉均有不同程度的缩小。

6. 在 GRE Cine-MRI 上可见因室间隔缺损和主动脉骑跨所造成的血流分流情况，同时还可见右室流出道、肺动脉瓣的狭窄程度及血流情况。

7. 同时可显示合并存在的其他畸形。

（五）诊断要点

1. 患儿临床表现有发育差，紫绀、杵状指（趾）等，听诊于胸骨左缘 3、4 肋间闻及收缩期喷射样杂音。

2. MRI 上可见右心室壁肥厚，接近甚至超过左室壁厚度；室间隔高位缺损；右室流出道及肺动脉瓣狭窄；主动脉增宽，前移并骑跨在缺损的室间隔上。

3. Cine-MRI 中显示左右心室之间分流、右室流出道及肺动脉狭窄。

（六）鉴别诊断

MRI 对诊断法四效果良好，一般均能显示出畸形的存在，故诊断不难。如只有室间隔缺损、肺动脉狭窄和右心室肥厚，而无主动脉骑跨和前移，则可诊断为不典型法四。

本病主要应与下列病变相鉴别。

1. 法四型右室双出口：鉴别要点在于判断升主动脉的骑跨程度，法洛四联症的骑跨程度小于 75%，而法四型右室双出口主动脉骑跨于右室侧超过 75%。

2. 法洛三联症：由肺动脉口狭窄、心房间隔缺损和右心室肥大构成，无室间隔缺损和主动脉的骑跨。

3. 完全型大动脉错位：是指升主动脉和主肺动脉与左右心室的连接关系异常或/和两大动脉空间相互位置关系异常。鉴别方面主要辨认解剖结构上的左、右心室以及与主动脉、肺动脉的关系。MRI上辨认右心室为内膜面粗糙有调节束，具有肌性流出道；左心室内膜光滑、无调节束、无肌性流出道，可见乳头肌结构。

4. 永存动脉干：重度法四肺动脉可完全闭锁或右室流出道完全闭塞，肺血供仅依赖侧支循环，又称为假性动脉干。而永存动脉干仅有一组半月瓣，心底部发出单一动脉干，肺动脉起源于共同动脉干的不同部位。

五、主动脉缩窄（Coarctation of the Aorta，CA）

（一）概述

主动脉缩窄是指主动脉先天性局限性狭窄，通常狭窄位于左锁骨下动脉以远的主动脉部。本病较常见，占先天性心脏病的 1.1% ~ 3.4%，男性多于女性，男女比例为 4：1 ~ 5：1。

（二）病理改变

根据病变发生的部位，将主动脉缩窄又分为两种类型。

1. 导管前缩窄型：本型较多见，缩窄部位位于主动脉峡部，即左锁骨下动脉开口处至动脉导管入口处之间的一段较长缩窄区，占主动脉弓的后半或后 1/3，常伴有其他心血管畸形。严重的缩窄可造成主动脉弓离断。

2. 导管后缩窄型：较少见，常在动脉导管交接处或其以下，仅为一小段缩窄，多不伴有其他先天性心血管畸形。

主动脉缩窄的病理改变，表现为动脉管壁局限性环形狭窄，狭窄处动脉壁中层变形，内膜增厚，可呈膜状或峰状凸入主动脉腔内。由于主动脉缩窄，近心端管腔内血压增高，左心室后负荷加重，左心室壁继发性肥厚，晚期导致左心衰竭。另外，缩窄远段血流减少，血压降低，甚至测不出血压，下肢缺血。机体产生代偿，狭窄远段血流由锁骨下动脉的分支供应。

（三）临床表现

由于缩窄近端血压明显高于远端，产生一系列症状体征：①头部及上肢血压升高，可有头痛、头晕、耳鸣等，严重时可产生脑血管意外及心力衰竭；②下肢缺血而产生无力、肢冷，间歇跛行；③上肢血压明显高出下肢血压；④心浊音界向左下扩大，心尖区有抬举性冲动，心前区，背部肩胛区间闻及收缩中晚期吹风样杂音。

（四）MRI 表现

1. MRI 上能直接显示主动脉缩窄的部位、范围和程度，以垂直室间隔心室短轴位上显示最佳，并能直接测量各段内径及缩窄的长度。

2. 多数病例在缩窄远端可见主动脉狭窄后扩张。

3. 左心室壁普遍增厚。

4. GRE Cine-MRI 上可见狭窄处血流异常改变，MRA 中还能显示异常的侧支循环情况，如内乳动脉、椎动脉及肋动脉等。

5. 合并存在的其他畸形。

（五）诊断要点

1. 年轻患者出现上肢血压明显高于下肢者为本病典型表现，伴有心脏杂音和血管杂音可提示本病。

2. X 线胸片可见左侧心影上缘主动脉结处 "3" 字征。

3. 在 MRI 中，垂直室间隔心室短轴位上直接显示主动脉缩窄的部位、程度和范围。

（六）鉴别诊断

重度的主动脉缩窄应与主动脉闭锁相鉴别，前者仍有少量血流直接通过，而后者无直接血流。在

MRI 确诊有困难时，可采用 Cine-MRI 或 MRA 进行检查，有利于发现血流信号。

第二节 原发性心肌病

原发性心肌病系指一组病因不明的心肌受累疾病，主要分为：扩张型心肌病，肥厚型心肌病和限制型心肌病三种类型。原发性心肌病在临床上并不少见，占心血管系统住院患者的 0.6% ~ 4.3%。以前，临床上诊断原发性心肌病须首先排除风心病、冠心病、肺心病、先心病等之后方能诊断。MRI 由于能清楚显示心肌情况，对本病具有较高的诊断价值。

一、扩张型心肌病（Dilated Cardiomyopathy，DCM）

（一）概述

扩张型心肌病是原发性心肌病中最常见的一种，临床上发病年龄较轻，以青壮年居多。

（二）病理变化

扩张型心肌病表现为各心腔扩大，以心室扩大为著，心室壁的厚度可在正常范围内或变薄。镜下见心肌细胞肥大、变性，可有坏死，间质纤维组织增生，心内膜增厚等，导致心室收缩功能下降，舒张末期心室容积和室内压增加，心室腔扩张，可合并有房室环扩大，瓣膜关闭不全等。

（三）临床表现

本病进展缓慢，早期可无症状，以后逐渐出现功能不全症状，如劳力性气促、乏力、呼吸困难等继之出现下肢浮肿、腹胀、肝大等充血性心力衰竭的症状。体检时可见心脏扩大、心音减弱、舒张期奔马律及各种心律失常等。

（四）MRI 表现（图 3-1）

1. 心脏明显扩大，以心室扩大为著，心室横径增大较长径明显，使心室外观呈球形。根据心室扩大的情况，将本病又分为左室型、右室型和双室型。

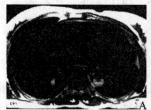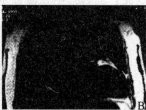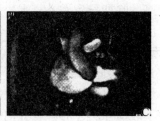

图 3-1 扩张型心肌病，女性，50 岁。
T_1WI（A、B）和 T_2WI（C）显示右心房及左、右心室扩大，心室壁变薄

2. 心室壁厚度正常，或轻度减低，MRI 信号强度无改变，仍呈等信号。
3. 心室壁运动普遍减弱，甚至接近无运动，室壁收缩期增厚率普遍下降或消失。
4. GRE Cine-MRI 上显示心室运动减弱更为清楚，同时可见房室瓣反流。
5. 心腔内可见大量血流速度缓慢而形成的高信号，有时可见有附壁血栓形成。

（五）诊断要点

1. 临床上表现为心脏扩大，心律失常和充血性心力衰竭。
2. MRI 上显示心室腔呈球形扩张，室壁 MRI 信号正常，厚度正常或轻度变薄。
3. 须排除其他原因造成的心脏扩大。

（六）鉴别诊断

1. 已知原因的器质性心脏病：临床表现，病史及 MRI 上显示出相应器质性病理变化。
2. 缺血性心肌病（冠心病）：发病年龄较大，MRI 上表现室壁不均匀性变薄，节段性心肌信号异常改变。

二、肥厚型心肌病（Hypertrophic Cardiomyopathy，HCM）

（一）概述

肥厚型心肌病是以心肌的非对称性肥厚、心室腔变小及心室充盈受限，导致舒张期顺应性下降为特征的心肌病变。本病病因不明，常有家族史，目前认为系显性遗传性疾病。多见于30～40岁，男性多于女性，有家族史者女性居多。

（二）病理变化

肥厚型心肌病的主要病理改变在心肌，尤其是左心室形态学的改变。其特征为不对称性心室间隔肥厚，有时心肌均匀肥厚及心尖部肥厚。组织学上肥厚心肌细胞肥大，排列紊乱，可见畸形细胞。

根据左室流出道有无梗阻又将本病分为梗阻型和非梗阻型。前者病变主要累及室间隔、左室前壁基底段，肥厚心肌凸入左心室流出道部，造成左室流出道部狭窄。

（三）临床表现

本病起病缓慢，部分患者可无自觉症状，而在体检时发现或猝死，出现临床症状者主要表现为劳累后呼吸困难，心前区痛、乏力、头晕、心悸、晚期可出现心力衰竭。梗阻型者于胸骨左缘、心尖内侧闻及收缩中期或晚期喷射性杂音，可伴有收缩期震颤。心电图表现为ST-T改变，左心室肥厚，可有异常Q波。

（四）MRI表现（图3-2）

1. 左室壁明显增厚，受累部位心室壁舒张末期平均厚度21.8±5.6mm（正常人为7.6±1.1mm）；收缩末期厚度为23.6±5.4mm（正常人为12.0±1.5mm）。

2. 肥厚部位的心室壁厚度与正常部位室壁厚度（常取左室下壁后基底段）的比值≥1.5。

3. 肥厚室壁在T_1WI上多呈均匀中等强度信号，而在T_2WI上部分病例可见中等信号中混杂有点状高信号。

4. 左室腔缩小、变形。

5. 有左室流出道狭窄时，收缩末期测量左室流出道内径小于18mm，GRE Cine-MRI上见左室流出道内收缩期有低信号，为喷射血流。

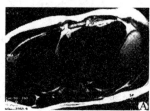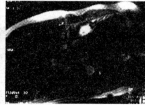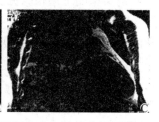

图3-2 肥厚型心肌病，男性，41岁。T_1WI（A、C）和T_2WI（B）显示左心室壁及室间隔增厚，心腔缩小

6. 左心房扩大。

（五）诊断要点

1. 年轻人出现心悸、头晕、心前区痛，心电图示左心室明显肥厚，有异常Q波者，应考虑为本病，特别是有家族史者。

2. MRI显示左室壁明显肥厚，平均>20mm以上，肥厚心室壁与正常心室壁之比大于1.5。

3. 左心室变形、心腔缩小。

（六）鉴别诊断

1. 高血压病所致心肌肥厚：发病年龄较大，有高血压病史，MRI显示左室普遍均匀性增厚，且肥厚程度较轻，无流出道狭窄。

2. 主动脉瓣狭窄：左室肥厚为均匀、对称性，MRI上能显示主动脉瓣狭窄，而非流出道狭窄。

3. 先心病室缺：能显示室间隔不连续，且无室间隔肥厚。

三、限制型心肌病（Restrictive Cardiomyopathy，RCM）

（一）概述

限制型心肌病主要特征是心室的舒张充盈受限，代表性疾病是心内膜心肌纤维化。本病临床上少见，仅有少数病例报告。

（二）病理变化

本病主要病理改变为心内膜增厚，病变主要累及心室的流入道和心尖，致流入道变形，并导致血流动力学严重障碍，心室舒张功能受限，伴收缩功能受损，心排血量减少，终致心力衰竭。根据受累心室不同分为三个亚型：右室型、左室型和双室型，以右室型最常见。

（三）临床表现

本病以发热、全身倦怠为初始症状，白细胞增多，特别是嗜酸细胞的增多较为明显。以后逐渐出现心悸、呼吸困难、浮肿、肝脏肿大、颈静脉怒张、腹水等心力衰竭症状。

（四）MRI 表现

1. 心室壁增厚，心室腔变形，心内膜面凹凸不平，可见极低信号影，提示有钙化灶。

2. 心房显著扩大，右室型者以右房扩大为著，并向上、下腔静脉扩张，而左室型者以左房扩大为著。

3. 在心腔内可见因血流缓慢而造成的异常高信号影。

（五）诊断要点及鉴别诊断

MRI 对本病诊断有确诊意义，能直接显示心内膜、心肌和心包情况，能准确区分各种亚型。鉴别诊断上主要应与缩窄性心包炎相鉴别，本病心包正常，而缩窄性心包炎可见心包增厚。

第三节　心脏肿瘤

心脏肿瘤临床非常少见，可分为原发性和继发性两大类。按其发生的部位又将其分为心内膜肿瘤和心肌肿瘤。心内膜肿瘤主要向心腔内生长，又称为心腔内肿瘤，占原发性心脏肿瘤的 90% 左右，其中约 97% 为黏液瘤，其他类型的肿瘤很少见。

（一）概述

黏液瘤是心内最常见的肿瘤，约 90% 为左房黏液瘤，绝大多数位于左房卵圆窝附近，其他各心腔内少见。黏液瘤多见于女性，男女之比为 1：3，中年发病较多见，有家族遗传倾向。

（二）病理改变

大体观黏液瘤呈灰白色，略带黄色，呈分叶状或梨形，表层易脱落小碎片，切开呈胶冻状，内部可见灶性钙化或有小血肿。多数有蒂与房间隔相连。显微镜下示黏液样基质含弹力纤维，黏液瘤细胞呈星芒状、梭形、圆形或不规则形，散在或呈团状排列，其瘤体表面覆有心内皮细胞。

（三）临床表现

左房黏液瘤在舒张期常随血流向左心室移动，阻塞二尖瓣口；收缩期黏液瘤又退回左心房，临床表现似二尖瓣狭窄，约 1/3 患者舒张期或双期杂音随体位变化而出现、消失或改变强度。瘤体碎片脱落，可引起体动脉或肺动脉栓塞，产生相应的表现并可致死。此外，患者临床上还可表现有反复发热，体重减轻，关节痛、贫血、血沉增快，血清球蛋白增多等全身性表现和心脏血流受阻表现。

（四）MRI 表现

1. MRI 上示心腔内有一团块状异常信号影，在 T_1WI 上肿块呈均匀中等信号，在 T_2WI 上为不均匀中等度高信号。

2. 肿块有蒂与心腔壁相连，并随心动周期变化肿瘤位置可以发生改变。

3. 在 GRE-MRI 中于高信号的心腔内可见团块状低信号充盈缺损，动态显示可见在心腔内移动，如左房黏液瘤在舒张期常由左心房经二尖瓣口凸入左心室，而在收缩期又回至左心房内。

4. 一般心脏各房室大小、形态无异常改变，个别心房内肿瘤阻塞房室瓣口，或肿瘤较大时也可导致心房增大，但多为轻至中度增大。

（五）诊断要点

1. 临床表现心脏舒张期或双期杂音随体位的变化而改变。

2. MRI 上示心腔内有团块状异常信号，有蒂与心腔壁相连。

3. GRE Cine-MRI 中见心腔内有低信号充盈缺损，且随心动周期不同，其位置可发生改变。

（六）鉴别诊断

心腔内原发其他类肿瘤非常罕见，97% 为黏液瘤，故 MRI 诊断黏液瘤并不难，需鉴别的是心腔内附壁血栓。一般附壁血栓边缘光滑，无蒂，其位置不随心动周期变化而改变。常附着于左房后壁与侧壁，而左房黏液瘤常附着于房间隔上，边缘呈分叶状。

微信扫码
◆临床科研
◆医学前沿
◆临床资讯
◆临床笔记

第四章 消化系统疾病 X 线诊断

第一节 咽部病变

一、咽部异物

1. 临床特点咽部异物多属意外情况下经口进入。尖锐细长物品如鱼刺、麦芒、竹丝等，可刺入腭扁桃体、咽侧壁、舌根或会厌谿等处。较大异物常停留于梨状窝。尖锐异物可刺透并穿过咽黏膜，埋藏于咽后壁，引起继发感染，甚或酿成脓肿。

2. X 线表现

咽部异物有高密度及低密度两种。高密度异物，平片即可完全显现异物位置、形态和大小，并可见咽部软组织肿胀和脓肿；低密度异物，需做钡餐检查，表现为充盈缺损即异物的一个侧面，以及咽部功能紊乱、咽部软组织改变。异物很小时，造影不一定显现，可以钡剂拌棉絮观察，显示钡絮滞留咽部，结合病史进行诊断。

3. 鉴别诊断

结合临床病史及颈部 X 线透视、摄片和服钡检查，可以判断有无异物及并发病的存在。

4. 临床评价

详细询问病史和分析症状可以初步诊断。大多数患者有异物咽下史并在查体时发现异物，部分患者开始有刺痛，检查时未见异物，可能是黏膜擦伤所致，此症状一般持续时间较短。对于疼痛部位不定，总觉咽部有异物存留，发生数日后来就诊者，应注意与咽异感症或慢性咽炎相鉴别（图 4-1、图 4-2）。

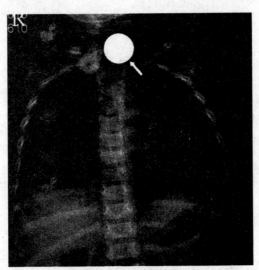

图 4-1 咽部金属异物
咽部见圆形金属密度影，有异物误服史

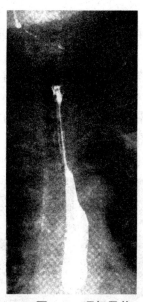

图 4-2 咽部异物

食管钡棉透视示咽部见钡棉悬挂，有鱼刺误服史

二、咽壁脓肿

1. 临床特点

本病多见于异物刺伤后，亦可因颈椎化脓性或结核性感染所造成。脓肿多位于咽后壁，由于软组织肿胀或脓肿的压迫使咽部变形。

2. X 线表现

除 X 线平片可见咽壁软组织肿胀、咽部受压，以及咽部移位、咽部与颈椎间距离增加外，有时可于肿胀影内见有积气或小液平面。

三、颈椎病

1. 临床特点

颈椎退行性改变，常使椎体骨赘形成，颈椎顺列变直，增生骨刺可压及下咽部，造成吞咽困难及异物感。

2. X 线表现

颈椎间隙狭窄，椎体骨赘增生，压迫下咽部后壁形成一明显压迹。

第二节 食管病变

一、食管癌

1. 临床特点

食管癌是我国常见的恶性肿瘤之一，也是引起食管管腔狭小与吞咽困难的一种最常见的疾病。绝大多数食管癌为鳞状上皮细胞癌，但食管下端也可以发生腺癌。统计表明，食管癌好发于胸中段，胸下段次之，颈段与胸上段最少。

早期食管癌（限于黏膜及黏膜下层）的病理形态可分为平坦型、轻微凹陷型与轻微隆起型。随着癌的深层浸润，以及不同的生长方式，一般可分为息肉型、狭窄型、溃疡型与混合型。早期食管癌很少有症状，需做脱落细胞学检查才能发现。但肿瘤生长至一定大小，则出现持续性、进行性吞咽困难。一般说来，男性多于女性，40岁以上患者多见。

2. X线表现

（1）早期食管癌：食管黏膜纹增粗、中断、迂曲，可见单发或多发的小龛影，局限性充盈缺损，局限性管壁僵硬（图4-3）。

（2）中、晚期食管癌：黏膜纹破坏、充盈缺损、管壁僵硬、管腔狭窄、通过受阻与软组织肿块等。根据大体标本结合X线表现分述如下：

①息肉型：肿瘤向腔内生长为主，呈不规则的充盈缺损与偏心性狭窄。但也有的肿块向壁外生长为主，犹如纵隔肿瘤，有人称之为外展型（图4-4）。

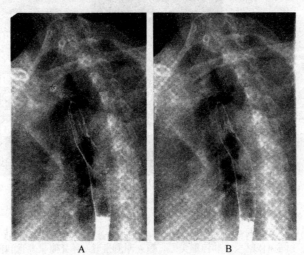

图4-3 早期食管癌

食管中段黏膜中断、破坏，管壁稍僵硬，管腔未见明显狭窄

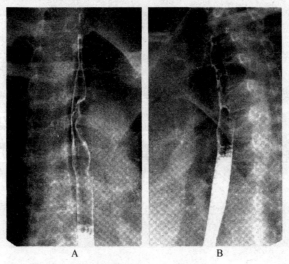

图4-4 食管癌（息肉型）

食管中段腔内可见不规则的充盈缺损，食管偏心性狭窄

②狭窄型：即硬性浸润癌，以环形狭窄为其主要特点，为3～5cm，上段食管明显扩张（图4-5）。

③溃疡型：呈长条状扁平形壁内龛影，周围隆起，黏膜纹破坏，管壁僵硬，扩张较差，但无明显梗阻现象（图4-6）。

④混合型：具备上述两种以上的X线特征。

（3）并发症。

①穿孔与瘘管形成：仅少数病例可出现食管气管瘘，也可向纵隔穿破，形成纵隔炎与纵隔脓肿。

②纵隔淋巴结转移可出现纵隔增宽，气管受压等 X 线征。

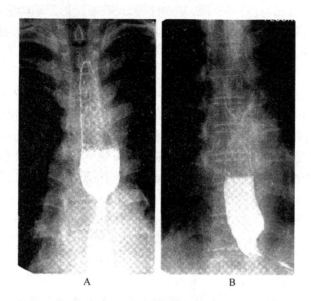

图 4-5　食管癌（狭窄型）
食管中段见环形狭窄，黏膜破坏，管壁僵硬，钡剂通过受阻，狭窄段上方食管扩张

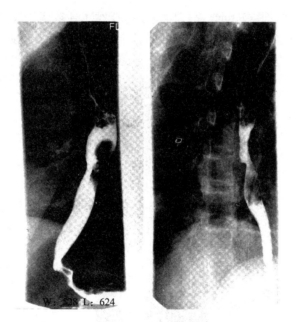

图 4-6　食管癌（溃疡型）
食管中段见管腔狭窄，黏膜中断、破坏，内见不规则龛影

3. 鉴别诊断

（1）食管良性肿瘤：表现为向腔内凸出的偏心性充盈缺损，呈半球状或分叶状。切线位肿瘤上、下端与正常食管分界清楚，钡剂通过肿瘤时呈偏流或分流，转动体位可发现管腔增宽，肿物不造成梗阻，上方食管无扩张。肿瘤局部食管黏膜皱襞展平消失，其对侧黏膜光整，无破坏改变，附近食管壁柔和光滑。

（2）贲门失弛缓症：贲门失弛缓症的狭窄段是胃食管前庭段两侧对称性狭窄，管壁光滑呈漏斗状，食管黏膜无破坏。用解痉药可缓解梗阻症状，吸入亚硝酸异戊酯后贲门暂时舒展，可使钡剂顺利通过。

（3）消化性食管炎：易与食管下段浸润癌混淆。炎症后期瘢痕狭窄常在下 1/3，但仍能扩张，无黏膜破坏。食管壁因癌肿浸润而僵硬，不能扩张，边缘不规则，黏膜皱襞有中断、破坏。

（4）食管静脉曲张：食管静脉曲张管壁柔软，没有梗阻的征象，严重的食管静脉曲张，管张力虽低，但仍有收缩或扩张功能，而癌的食管壁僵硬，不能扩张或收缩，局部蠕动消失。

（5）食管外压性改变：纵隔内肿瘤和纵隔淋巴结肿大等压迫食管，产生局限性压迹，有时并有移位，黏膜常光滑完整无中断、破坏。

4. 临床评价

食管癌的放射学检查主要是确定诊断及侵蚀范围。食管癌的中晚期 X 线改变较为明显，诊断并不困难。而早期食管癌由于癌组织仅限于黏膜及黏膜下层，病变表浅，范围小，因此 X 线改变很不明显，容易漏诊和误诊。所以 X 线检查时，必须多轴透视和点片，并采取双对比造影检查，能显示得更清楚。在诊断过程中，既要确定肿瘤类型，又要对肿瘤侵犯范围、黏膜皱襞的变化、狭窄的程度、食管壁僵硬程度等指标进行观察记录，食管周围的侵蚀及淋巴结转移则必须依靠 CT 或 MRI 进行检查，以指导分期，便于临床治疗。

二、食管炎

（一）腐蚀性食管炎

1. 临床特点

吞服化学性腐蚀性制剂（如强酸、强碱之类）所致，重者可发生食管破裂而引起纵隔炎，轻者则引起不同程度的瘢痕狭窄。

2. X 线表现

（1）病变较轻时，早期可见食管下段痉挛，黏膜纹尚存在，一般无严重后果。重症病例则表现为中、下段，甚至整个食管，都有痉挛与不规则收缩现象，边缘呈锯齿状，可见浅或深的溃疡龛影，有时因环肌痉挛严重，下段可呈鼠尾状闭塞（图 4-7）。

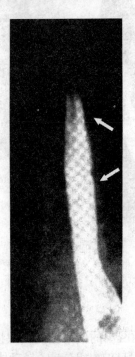

图 4-7　腐蚀性食管炎
食管钡餐透视检查示食管上段壁边缘毛糙，患者有误服强碱病史

（2）病变后期，因瘢痕收缩而出现范围比较广泛的向心性狭窄，狭窄多为生理性狭窄部位，狭窄上段食管扩张程度较轻，病变食管与正常食管之间无明确分界，呈逐渐移行性过渡。

3. 鉴别诊断

浸润型食管癌：狭窄上段食管明显扩张，病变与正常食管之间分界截然。

4. 临床评价

应在急性炎症消退后进行钡餐造影检查，以观察病变的范围与程度。如疑有穿孔或有食后呛咳的患者，宜用碘油造影。由于腐蚀性食管炎后期可以发生癌变，因此 X 线检查对本病的随访非常重要。

（二）反流性食管炎

1. 临床特点

系胃内容物包括胃酸及胃消化酶逆流到食管内对鳞状上皮的自身性消化所致。主要见于食管下段，多合并黏膜糜烂与浅表性溃疡，病变后期因纤维组织增生，可形成食管管腔狭窄与食管缩短。临床上多见于食管裂孔疝、贲门手术后、十二指肠球部溃疡的患者。主要表现胃灼热、胸骨后疼痛，进食时加重；因食管下段痉挛与瘢痕狭窄，故可有吞咽困难与呕吐等症状；严重者还可发生呕血。

2. X 线表现

（1）早期或轻度反流性食管炎在钡餐造影时，一般只能看到食管下段痉挛性收缩，长达数厘米，边缘光整，有时出现第 3 收缩波而致管壁高低不平或呈锯齿状，但难以显示黏膜糜烂与浅小溃疡。

（2）晚期因管壁纤维组织增生及瘢痕组织收缩，可见食管下段持续性狭窄及狭窄上段食管代偿性扩大。如发现胃内钡剂向食管反流或合并食管裂孔疝，则支持反流性食管炎的诊断。

3. 鉴别诊断

要与浸润型食管癌相鉴别：食管癌时食管狭窄较局限，病变与正常食管之间分界明显，当服大口钡剂时可见狭窄部位管壁僵直，表面不规则，不易扩张。而食管炎时病变食管与正常食管之间无明确分界，呈逐渐移行性过渡，狭窄部位比较光滑，偶见小龛影。

4. 临床评价

X 线钡餐检查对于判断病变的有无、病变部位及程度、病变原因很有帮助。一般来说采用双对比造影易于发现早期的细微黏膜管壁，但非特异性。诊断应结合临床病史、内镜活检及实验室检查结果进行综合诊断。

三、食管瘘

食管瘘按其病因来看，可分先天性和后天性两类，如按瘘道部位与相通的器官不同，又可分为食管－气管瘘、食管－支气管瘘、食管－纵隔瘘及食管－纵隔－肺瘘。

（一）食管－气管或食管－支气管瘘

1. 临床特点

主要症状即进食后呛咳、肺部感染等。

2. X 线表现造

影时见造影剂进入气管或支气管，比较容易诊断。但要排除各种因素所造成的造影剂由咽喉部吸入气管内的假象，有怀疑时，应特别注意第 1 口造影剂通过的情况及瘘管影的显示（图 4-8）。

（二）食管－纵隔瘘／食管－纵隔－肺瘘

1. 临床特点

单纯食管－纵隔瘘少见。主要症状为高热及胸骨后疼痛。

2. X 线表现

X 线下显示纵隔阴影明显增宽，造影时造影剂溢入纵隔内。当纵隔脓肿逐步增大，最后则向肺或支气管穿通，而形成食管－纵隔－肺瘘。这种病大多发生于肺脓肿，必要时进行碘油食管造影，可显示瘘管及造影剂进入肺内，X 线诊断较容易建立。

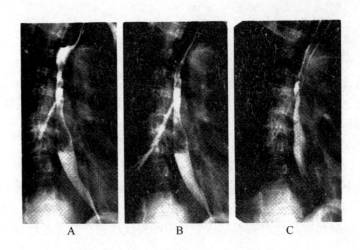

图 4-8　食管－气管瘘（食管癌病例）
口服造影剂后见食管中段造影剂外溢，与支气管沟通

四、食管重复畸形（先天性食管囊肿）

1. 临床特点

食管重复畸形又称先天性食管囊肿，是较少见的先天性消化道畸形。系胚胎时期原始消化管头端的前肠发育畸形所致，多位于食管中段或下段，呈囊状或管状，可与食管相通，其囊内黏膜多数为胃黏膜，部分为肠黏膜、支气管黏膜组织或食管黏膜，可产生溃疡，可无临床症状。食管重复又称为副食管，较大的副食管可压迫气管引起呼吸困难，压迫食管产生吞咽困难，或副食管内溃疡出血，甚至穿孔等症状。

2. X 线表现

（1）正侧位胸片：可见副食管呈边缘清晰、密度均匀之块影，并压迫纵隔使之移位，或突向邻近肺野的块影（图 4-9）。

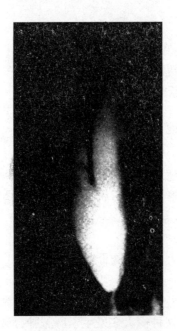

图 4-9　食管重复畸形
食管上段见重复畸形，下段融合扩张

（2）若副食管与食管相通，钡餐造影可显示副食管与食管平行，其远端为盲端，内有黏膜纹。

3. 鉴别诊断

（1）食管憩室：食管壁局限性腔外膨出而呈陷窝或盲袋状，易于鉴别。

（2）缺铁性吞咽困难综合征：有缺铁性贫血表现，内镜检查见咽下部和食管交界处附近有食管黏膜赘片形成，其特征性改变有利于鉴别。

4. 临床评价

食管重复畸形的发生可能与遗传有关。本病变不仅影响食管正常功能，而且易反复损伤继发炎症，旷久可能诱发恶变，故应提醒患者注意饮食方式及自我保护，追踪观察，定期复查，酌情处理。CT 和超声检查有助于本病的诊断和鉴别诊断。

五、食管黏膜下血肿

1. 临床特点

食管黏膜下血肿，主要是由于动物性尖锐骨性异物通过食管生理狭窄时所产生的继发性食管黏膜急性损伤性病变，偶尔也可由于烫伤或进食过快引起。在有血小板减少症、血友病或抗凝药治疗的患者中也可自行出现。主要发生于食管第 1、第 2 生理狭窄处，甚少见。主要症状为突发的胸骨后疼痛、呕血、吞咽痛、吞咽困难。

2. X 线表现

食管腔内黏膜层轮廓光滑的圆形或椭圆形充盈缺损，边缘清楚，形态轻度可变；如血肿破裂钡剂渗入血肿内，则形成腔内液 – 钡平面或腔内囊状钡剂充填影，钡剂渗入少并在立位时表现为腔内液 – 钡平面；当钡剂渗入多或卧位时表现为腔内囊状钡剂充填影（图 4-10）。

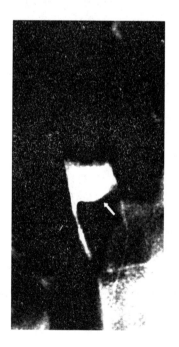

图 4-10 食管黏膜下血肿
食管钡棉透视点片示食管腔内椭圆形囊状钡剂充填，边缘清楚（箭头）

3. 鉴别诊断

（1）黏膜层良性肿瘤：血肿患者有明确的尖锐异物误吞史，疼痛不适大多较广泛或最痛点与发现病变部位相一致，短期复查血肿消失或明显缩小；良性占位性病变患者无症状或症状轻，短期复查病灶无变化。

（2）食管外压性病变或黏膜下占位性病变：通过切线位显示黏膜下层隆起性病变；血肿临床表现及

病史典型，来源于黏膜层隆起性病变。

（3）食管憩室：憩室切线位于腔外，黏膜向内延伸，形态可变性大，钡剂可排空；血肿始终位于腔内，短期复查变小或消失。

（4）食管内气泡：气泡多发、圆形，通过重复服钡，可消失或下移；血肿位置固定且始终存在。

4. 临床评价

食管黏膜下血肿多由细小血管损伤引起，血肿往往较为局限，极少引起大出血。食管黏膜下血肿根据临床表现的特点及 X 线影像表现，结合短期复查血肿变小或消失等特点，不难做出明确诊断。

第三节　胃部病变

一、慢性胃炎

1. 临床特点

慢性胃炎是成人的一种常见病，主要由于黏膜层水肿、炎症细胞浸润及纤维组织增生等造成黏膜皱襞增粗、迂曲，以致走行方向紊乱。

2. X 线表现

（1）胃黏膜纹有增粗、迂曲、交叉紊乱改变。

（2）由于黏膜皱襞盘旋或严重上皮增生及胃小区明显延长，则形成较多的约 0.5cm 大小息肉样透亮区。

（3）半充盈相上胃小弯边缘不光整及胃大弯息肉状充盈缺损，缺损形态不固定，触之柔软。

3. 鉴别诊断

胃恶性肿瘤：胃壁僵硬、蠕动消失，胃黏膜中断破坏，充盈缺损形态恒定不变。

4. 临床评价

X 线上只从黏膜皱襞相的变化来诊断胃炎是不可靠的。一些慢性胃炎就其本质来讲为萎缩性胃炎，进而加上增生及化生等因素，致使从肉眼及 X 线上都为肥厚性胃炎之征象。这样，从皱襞的宽度来判断为肥厚性胃炎还是萎缩性胃炎就不准确了。此外，皱襞的肥厚还受自主神经系的影响，甚至黏膜肌层的挛缩、药物的影响等也会导致皱襞的变化。

二、慢性胃窦炎

1. 临床特点

慢性胃窦炎是一种原因不太清楚而局限于胃窦部的慢性非特异性炎症，是消化系统常见疾病之一。临床上好发于 30 岁以上的男性，表现为上腹部饱胀，隐痛或剧痛，常呈周期性发作，可伴有嗳气、泛酸、呕吐、食欲减退、消瘦等，慢性胃窦炎还可表现为厌食、持续性腹痛、失血性贫血等。本症与精神因素关系密切，情绪波动或恐惧紧张时，可使症状加剧。副交感神经系统兴奋时也易发作。有些胃窦炎患者，上腹部疼痛症状与十二指肠球部溃疡相似。

2. X 线表现

（1）胃窦激惹：表现为幽门前区经常处于半收缩状态或舒张不全，不能像正常那样在蠕动波将到达时如囊状，但能缩小至胃腔呈线状。若有幽门痉挛，则可造成胃排空延迟。

（2）分泌功能亢进：表现如空腹滞留，黏膜纹涂布显示不良。

（3）黏膜纹增粗、增厚、紊乱，可宽达 1cm 左右，胃窦黏膜纹多呈横行，胃黏膜息肉样改变出现靶样征或牛眼征，胃壁轮廓呈规则的锯齿状，锯齿的边缘也甚光滑。

（4）当病变发展至肌层肥厚时，常表现为卧位时胃窦向心性狭窄，形态比较固定，一般可收缩至极细，但不能舒张，与正常段呈逐渐过渡或分界比较清楚。狭窄段可显示黏膜纹，多数呈纵行。而立位观察形态多接近正常。

（5）胃小区的形态不规则、大小不一，胃小沟密度增高且粗细不均、变宽模糊（图4-11）。

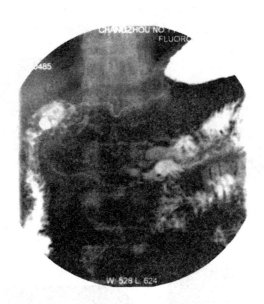

图4-11 慢性胃窦炎
胃钡透气钡双重造影示胃窦部胃小区形态不规则，胃小沟增宽，胃窦部胃壁边缘欠光整

3. 鉴别诊断

胃窦癌：黏膜纹显示僵硬、破坏，可伴有黏膜纹紊乱。胃窦多呈偏侧性狭窄变形，轮廓呈缺损性不规则。胃壁僵硬，蠕动完全消失。与正常胃壁边大小不一，界截然、陡峭。扪诊检查，大多有质硬的肿块。胃窦炎黏膜纹主要表现增粗、迂曲、走行紊乱，无黏膜纹僵硬、破坏；胃窦多呈向心性狭窄变形，轮廓光整或锯齿状；病变区胃壁柔软度及蠕动存在或减弱，病变区边界常系移行性，故其边界多不够明确，多无肿块。胃镜在区分慢性胃窦炎与胃窦癌时有优势。

4. 临床评价

常规钡餐只能显示黏膜纹的改变，黏膜纹的宽度 > 5mm，边缘呈波浪状，是诊断胃窦炎的可靠依据。而低张力气钡双重造影能显示胃小区的改变，有利于胃窦炎的诊断。临床研究证明胃癌与萎缩性胃窦炎之间有着密切的关系。因此，早期诊治慢性胃窦炎非常重要。而上消化道钡餐造影检查与临床体征相结合，是诊断慢性胃窦炎的可靠依据。在实际工作中要注意胃窦炎与胃窦癌相区别。

三、浸润型胃癌

1. 临床特点

浸润型胃癌是胃癌中最少见的一型，癌肿主要沿着胃壁浸润型生长，胃壁增厚，黏膜面粗糙，颗粒样增生，黏膜层固定，有时伴有浅表溃疡。根据病变范围，可分为局限型及弥漫型。

2. X线表现

病变范围可广泛或局限，病变区表现如胃壁僵硬、蠕动消失、胃腔缩小，黏膜纹破坏、紊乱，严重者如脑回状黏膜纹，可伴有不规则的浅在性的龛影。充盈相上胃轮廓不规则。如病变范围广，可使全胃缩小、僵硬如皮革囊袋，故又称革袋状胃或皮革胃。当幽门被癌肿浸润而失去括约能力时，则胃排空加快。个别病例可仅有胃壁僵硬、蠕动消失，而无黏膜纹破坏，亦应加以注意（图4-12）。

3. 鉴别诊断

（1）高张力角型胃：浸润型胃癌，黏膜皱襞消失，无蠕动波，且因幽门受浸润排空增快，有时可见因贲门口受浸润僵硬而引起的食管扩张，而角型胃及其食管柔软，不会出现食管扩张和排空增快，有助于两者的鉴别。

（2）胃淋巴瘤：见本节。

4. 临床评价浸润型胃癌发病率较其他类型少，传统单对比造影检查时容易误诊为胃炎或正常。双对比检查，可降低胃张力，增加胃扩张程度，容易发现胃壁僵硬和胃腔狭窄，有利于诊断和鉴别。

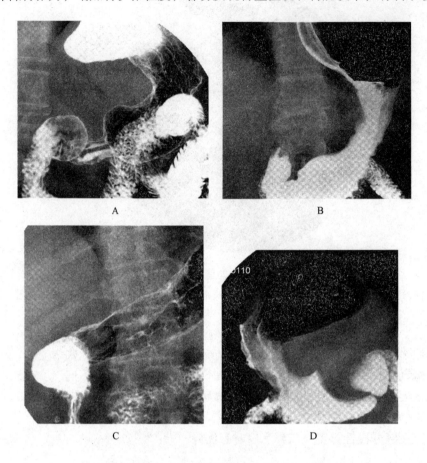

图 4-12　浸润型胃癌（胃体）
胃体胃壁僵硬、蠕动消失、胃腔缩小，黏膜纹破坏、紊乱

四、胃淋巴瘤

1. 临床特点

起源于胃黏膜下层的淋巴滤泡组织，沿黏膜下层浸润生长，易导致管壁增厚，黏膜粗大及肿块形成。黏膜表面可保持完整，亦可产生溃疡。临床表现与胃癌相似，胃淋巴瘤发病率相对偏小，发病年龄较年轻，临床表现主要取决于肿瘤的病理学改变及生物学特征。但总的说来临床症状不太严重，而 X 线已明显提示胃部病变严重，这种临床表现与 X 线不相一致是一个特征。

2. X 线表现

其 X 线表现一般可分为六型。

（1）溃疡型：表现为龛影，其发生率较高，为最多的一种类型。溃疡的形态、大小、数目不一，多位于充盈缺损内，形态不规则或为盘状、分叶状、生姜状等。溃疡环堤常较光滑规则，部分尚可见黏膜皱襞与溃疡型胃癌的环堤常有明显的指压痕和裂隙征有所不同。邻近黏膜粗大而无中断破坏，病变区胃壁呈不同程度僵硬但仍可扩张，胃蠕动减弱但仍存在。

（2）肿块型：常表现为较大的充盈缺损，多见于胃体、窦部，呈分叶状，边界清楚，其内可有大小不等、形态不规则的龛影。

（3）息肉型：表现为胃内（体、窦部）多发性息肉状充盈缺损，直径多为 1 ~ 4cm，大小不等，边缘多较光整，也可呈分叶状，其表面可有大小不一的溃疡；周围环以巨大黏膜皱襞。病变范围广，但仍保持一定扩张度及柔软性，胃蠕动仍能不同程度地存在为其特征。

（4）浸润型：累及胃周径的 50% 以上，表现为胃壁增厚，蠕动减弱但不消失，病变范围和程度与胃腔狭窄程度不成比例，有时胃腔反而扩张。

（5）胃黏膜皱襞肥大型：表现为异常粗大的黏膜皱襞，为肿瘤黏膜下浸润所致。粗大的黏膜皱襞略显僵硬，但常无中断、破坏。于粗大皱襞之间可见大小不等的充盈缺损。

（6）混合型：多种病变如胃壁增厚、结节、溃疡，黏膜粗大等混合存在（图 4-13）。

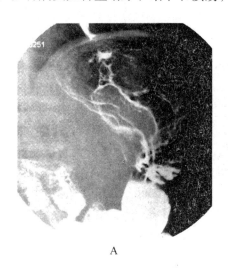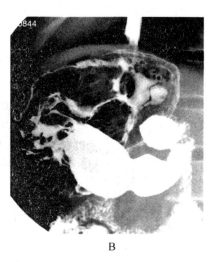

A   B

图 4-13　胃淋巴瘤（混合型）
胃底胃体广泛黏膜破坏，可见充盈缺损、龛影

3. 鉴别诊断

（1）浸润型胃癌：首先，淋巴瘤胃壁僵硬、蠕动消失似浸润型胃癌的"革袋状胃"，但淋巴瘤压迫时胃壁可有一定的形态改变，不似胃癌僵直。同时，其胃壁边缘可见弧形充盈缺损，较多则呈"波浪"状，胃癌无此征象。其次，淋巴瘤黏膜破坏表现特殊，似多数大小形态不等的结节样充盈缺损构成，呈现凹凸不平状，充盈缺损表面不光整，可见不规则龛影。这与胃癌的黏膜中断、消失不同。此外，淋巴瘤多为全胃受累、病变广泛，浸润型胃癌如未累及全胃，病变区与正常胃壁分界截然，有时可见癌折角，鉴别诊断不难。

（2）肥厚性胃炎：肥厚性胃炎可形成大小不等的凸起状结节，其结节为黏膜增生肥厚形成，表现为与黏膜相连，似黏膜扭曲形成，而淋巴瘤的结节表现为彼此"孤立"，与黏膜皱襞不连；此外，较重的肥厚性胃炎胃壁柔韧度降低，有时蠕动亦不明显，但不僵硬，与淋巴瘤不同。

4. 临床评价

胃淋巴瘤患者临床表现无特殊性，内镜活检有时难以取到深部浸润的肿瘤组织而不能做出准确诊断。GI 检查时多表现为多发结节状充盈缺损或多发肿块，周围黏膜皱襞推移、破坏不明显，可见收缩和扩张；CT 扫描可见胃壁增厚，多密度均匀，呈轻、中度均匀强化，或呈黏膜线完整的分层强化，可伴有大溃疡或多发溃疡形成，在三期扫描中胃的形态可变。由于胃淋巴瘤对胃的形态和功能的影响均与胃癌有所不同，因此，联合 GI 和 CT 两种检查方法既了解胃的病变形态和范围，又观察胃的扩张和蠕动功能，做出胃淋巴瘤的提示诊断；胃镜活检时多点深取，或在 CT 引导下肿块穿刺活检，不需手术而做出胃淋巴瘤的正确诊断。

五、胃溃疡

1. 临床特点

常见慢性病，男多于女，好发于 20 ~ 50 岁，主要大体病理是黏膜、黏膜下层溃烂深达肌层，使胃壁产生圆形或椭圆形溃疡，深径 5 ~ 10mm、横径 5 ~ 20mm，溃疡底可为肉芽组织、纤维结缔组织，溃疡口部主要是炎性水肿。临床主要症状即规律性上腹部饥饿痛。

2. X 线表现

龛影即溃疡腔被钡剂充填后的直接 X 线征象，正位显示为圆形或椭圆形钡斑，侧位观显示壁龛，据溃疡位于壁内、周围黏膜水肿、肌纤维收缩及瘢痕纤维组织增生等，而形成下述良性溃疡 X 线特征。

（1）壁龛位于腔外：若溃疡位于胃窦前、后壁或伴有胃窦变形时，壁龛影的位置往往难以确定，因而这一征象不易判断（图 4-14）。

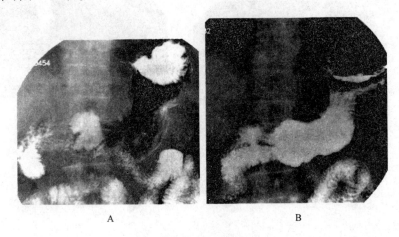

图 4-14　胃角溃疡
胃角处见小腔外龛影，周围黏膜呈放射状

（2）Hampton 线：不常见，系残留于溃疡口缘水肿的黏膜所形成，犹如溃疡口部一"垫圈"，切线位于龛影口边的上侧或下侧，呈宽 1 ~ 2mm 的窄透亮线，亦可见于整个龛边，使充盈钡浆的壁龛与胃腔分隔开。此征虽较少见，却是良性溃疡的特征。

（3）"狭颈"征和"项圈"征：系 Hampton 线及溃疡口周围肌层中等度水肿而构成。表现为 Hampton 线的透亮区明显增宽，至 5 ~ 10mm，位于壁龛上、下侧。轴位相加压时，于龛影周围形成"晕轮"状透亮带。

（4）"环堤"影：系溃疡口部以黏膜层为主的高度炎性水肿。钡餐检查，在适当压迫下取轴位观，呈一环状透亮带，内界较为明确，外界模糊不清，如同"晕轮"状；切线位则表现为一"新月"样透亮带，亦为溃疡侧边界明确，外界模糊不清。该透亮带无论是轴位还是切线位观，其宽度均匀，边缘较光整，黏膜纹直达环堤影边缘，此为良性"环堤"影特征。

（5）以溃疡为中心、分布均匀的放射状黏膜纹，为溃疡瘢痕组织收缩的表现，系良性溃疡的特征：壁龛旁黏膜纹略增粗或伴有黏膜纹轻度扭曲现象。纠集的黏膜纹大多到达龛边，但部分病例由于溃疡口部严重水肿，靠近壁龛的黏膜纹逐渐消失而显示不清。

另有认为，龛影边缘"点状投影"，系钡浆存留于皱襞内所造成，它提示该溃疡周围有黏膜增厚和放射状黏膜皱襞存在，因此是良性溃疡较为特征性表现。

上述黏膜纹无论它是何种表现，均应有一定的柔软度和可塑性，这一点不可忽视。

（6）新月形壁龛：它的产生是由于溃疡口缘黏膜严重的炎性水肿，并突向溃疡腔内而构成。钡餐造影时壁龛显示如新月形，其凹面指向胃腔，凸面指向胃腔外。

3. 鉴别诊断

溃疡型胃癌：癌肿内的恶性溃疡，大而浅，形态不规则，为"腔内龛影"，周围见高低、宽窄、形态不规则"环堤"，环堤内可见"尖角"征，龛影边缘有"指压"迹，龛影周围纠集的黏膜纹中断、破坏，邻近胃壁僵硬，蠕动消失等。骑跨于胃小弯的溃疡型癌，切线位加压投照时，呈"半月"征图像。这些均与良性溃疡不同，同时，良性溃疡临床上有节律性疼痛症状。

4. 临床评价

关于良性溃疡与溃疡性胃癌的鉴别，主要是依据龛影的大小形态和周围黏膜等情况。少数情况下慢性胃溃疡和溃疡性胃癌临床上缺乏特异性。X 线检查时，对溃疡大小、形态缺乏新的认识，X 线诊断有一定难度。"恶性特征"对恶性溃疡诊断意义虽然重要，但并非其独有，有些良性溃疡病变时间很长，瘢痕修复不能填充愈合坏死组织形成的龛影，反而因瘢痕收缩可使胃小弯缩短，形成假"腔内龛影"，且龛影大小可因溃疡周围瘢痕收缩较实际扩大。

第一节　肝脏疾病

一、原发性肝癌（Primary Hepatic Carcinoma）

（一）概述

原发性肝癌为我国常见的恶性肿瘤之一，我国恶性肿瘤的发病率，肝癌在男性居第三位，女性居第四位。近年来世界肝癌发病率有上升趋势，每年死于肝癌者全球约 250 000 人，我国约 100 000 人，为此肝癌研究受到广泛重视。

（二）病理

国内肝癌病理协作组在 Eggel 于 1901 年提出的巨块型、结节型和弥漫型三型分类的基础上，结合国内诊治现状，提出下列分类：①块状型：单块状、融合块状或多块状，直径 ≥ 5cm；②结节型：单结节、融合结节或多结节，直径 < 5cm；③弥漫型：指小的瘤结节弥漫分布于全肝，标本外观难与单纯的肝硬化相区别；④小癌型：目前国际上尚无统一诊断标准，中国肝癌病理协作组的标准是：单个癌结节最大直径 ≤ 3cm，多个癌结节数目不超过两个，且最大直径总和应 ≤ 3cm。以上分型均可有多发病灶，可能为多中心或主病灶在肝内的转移子灶，在诊断时应予注意。肝癌的细胞类型有肝细胞型、胆管细胞型与混合型，纤维板层样肝癌为肝细胞癌的一种特殊类型。肝癌转移以血行性最常见，淋巴途径其次，主要是肝门区和胰头周围淋巴结，种植性转移少见。我国的肝细胞癌病例 50% ~ 90% 并发肝硬化，而 30% ~ 50% 肝硬化并发肝癌。

（三）临床表现

亚临床期肝癌（Ⅰ期）常无症状和体征，常在定期体检时被发现。中、晚期肝癌（Ⅱ ~ Ⅲ期）以肝区痛、腹胀、腹块、食欲缺乏、消瘦乏力等最常见，其次可有发热、腹泻、黄疸、腹腔积液和出血等表现。可并发肝癌结节破裂出血、消化道出血和肝昏迷等。70% ~ 90% 的肝癌 AFP 阳性。

（四）MRI 表现（图 5-1）

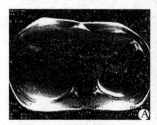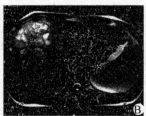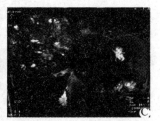

图 5-1　肝右叶巨块型肝癌，男性，36 岁。T_2WI（B、C）显示，肝右叶巨大肿块，信号不均匀，周围见低信号假包膜；T_1WI（A）以低信号为主，中间有片状高信号（少量出血所致）有时肿瘤有包膜存在，表现为低于肿瘤及正常肝组织的低信号影，在 T_1WI 上显示清楚

磁共振检查见肝内肿瘤，于 T_1WI 表现为低信号，T_2WI 为高信号，肝癌的瘤块内可有囊变、坏死、出血、脂肪变性和纤维间隔等改变而致肝癌信号强度不均匀，表现为 T_1WI 的低信号中可混杂有不同强

度的高信号，而 T_2WI 的高信号中可混杂有不同强度的低信号。

肿瘤周围于 T_2WI 上可见高信号水肿区。肿瘤还可压迫、推移邻近的血管，肝癌累及血管者约 30%，表现为门静脉，肝静脉和下腔静脉瘤栓形成而致正常流动效应消失，瘤栓在 T_1WI 上呈较高信号，而在 T_2WI 上信号较低。静脉瘤栓、假包膜和瘤周水肿为肝癌的 MRI 特征性表现，如出现应高度怀疑为肝癌。注射 Gd-DTPA 后肝癌实质部分略有异常对比增强。小肝癌 T_1WI 信号略低但均匀，T_2WI 呈中等信号强度，注射 Gd-DTPA 后可见一强化晕。肝癌碘油栓塞化疗术后，由于脂质聚积于肿瘤内，T_1WI 和 T_2WI 均表现为高信号；但栓塞引起的肿瘤坏死、液化，则 T_1WI 为低信号、T_2WI 为高信号。（五）诊断要点

1. 有肝炎或肝硬化病史，AFP 阳性。
2. MRI 检查见肝内肿瘤，T_1WI 呈低信号，T_2WI 信号不规则增高，可呈高低混杂信号。
3. 可见静脉瘤栓、假包膜和瘤周水肿。
4. Gd-DTPA 增强扫描肿瘤有轻度异常对比增强。
5. 可见肝硬化门脉高压征象。

（六）鉴别诊断

肝细胞癌需与胆管细胞癌、海绵状血管瘤、肝脓肿、肝硬化结节、肝腺瘤等鉴别。

二、肝转移瘤（Hepatic Metastases）

（一）概述

肝脏是转移瘤的好发部位之一，人体任何部位的恶性肿瘤均可经门静脉、肝动脉或淋巴途径转移到肝脏。消化系统脏器的恶性肿瘤主要由门脉转移至肝脏，其中以胃癌和胰腺癌最为常见，乳腺癌和肺癌为经肝动脉途径转移中最常见的。肝转移瘤预后较差。

（二）病理

肝转移瘤多数为转移癌，少数为转移性肉瘤。转移癌的大小、数目和形态多变，以多个结节灶较普遍，也可形成巨块。组织学特征与原发癌相似，癌灶血供的多少与原发肿瘤有一定关系，多数为少血供，少数血供丰富。病灶周围一般无假包膜，亦不发生肝内血管侵犯。转移灶可发生坏死、囊变、出血和钙化。

（三）临床表现

肝转移瘤早期无明显症状或体征，或被原发肿瘤症状所掩盖。一旦出现临床症状，病灶常已较大或较多，其表现与原发性肝癌相仿。少数原发癌症状不明显，而以肝转移瘤为首发症状，包括肝区疼痛、乏力、消瘦等，无特异性。

（四）MRI 表现（图 5-2）

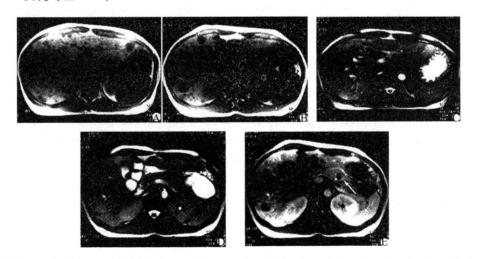

图 5-2　胰体癌伴肝内多发转移，女性，35 岁。T_1WI（A、B）显示胰体部有一直径 2.0cm 的低信号区，边缘锐利，肝内大量大小不等圆形低信号区；T_2WI（C、D）显示肿块与胰腺等信号肝内病灶仍呈低信号。增强扫描（E）显示胰体部肿瘤呈环形强化（↑）

多数肝转移瘤 T_1 与 T_2 延长，故在 T_1WI 为低信号，T_2WI 为高信号，由于瘤块内常发生坏死、囊变、出血、脂肪浸润、纤维化和钙化等改变，因此信号强度不均匀。形态多不规则，边缘多不锐利，多发者大小不等。如转移瘤中心出现坏死，则在 T_1WI 上肿瘤中心出现更低信号强度区，而在 T_2WI 上坏死区的信号强度高于肿瘤组织的信号强度，称之为"靶征"或"牛眼征"，多见于转移瘤；有时肿瘤周围在 T_2WI 上出现高信号强度"晕征"，可能系转瘤周围并发水肿或多血管特点所致。转移瘤不直接侵犯肝内血管，但可压迫肝内血管使之狭窄或闭塞，造成肝叶或肝段的梗死，在 T_1WI 上，梗死部位同肿瘤一样呈低信号强度，在 T_2WI 上，其信号强度增高。某些肿瘤如黑色素瘤的转移多呈出血性转移，在 T_1 和 T_2 加权像上均表现为高信号强度病灶；而胃肠道癌等血供少的肿瘤，于 T_2WI 上转移瘤的信号可比周围肝实质还低。Gd-DTPA 增强扫描在诊断上帮助不大，注射 Gd-DTPA 后，肿瘤周围的水肿组织及肿瘤内部坏死不显示增强。

（五）诊断要点

1. 多数有原发恶性肿瘤病史。

2. MRI 检查见肝内大小不等，形态不一，边缘不锐的多发病灶，T_1WI 呈低信号，T_2WI 呈高信号，信号强度不均匀。多无假包膜和血管受侵。

3. 可见"靶征"或"牛眼征"，"晕征"。

（六）鉴别诊断

肝转移瘤需与多中心性肝癌、多发性肝海绵状血管瘤以及肝脓肿鉴别。

三、肝血管瘤（Hepatic Hemangioma）

（一）概述

肝血管瘤通常称为海绵状血管瘤（cavernous hemangioma），为肝脏最常见的良性肿瘤，可见于任何年龄，女性居多。随着影像技术的发展，血管瘤为经常遇到的肝内良性病变，其重要性在于与肝内原发和继发性恶性肿瘤鉴别。

（二）病理

血管瘤外观呈紫红色，大小不一，直径 1 ~ 10cm 不等，单个或多发，主要为扩大的、充盈血液的血管腔隙构成，窦内血流缓慢地从肿瘤外周向中心流动。边界锐利，无包膜。肿瘤可位于肝内任何部位，但以右叶居多，尤其是右叶后段占总数 1/3 以上，亦可突出到肝外。瘤体内常可见纤维瘢痕组织，偶可见出血、血栓和钙化。

（三）临床表现

绝大部分肝血管瘤无任何症状和体征，查体偶然发现。少数大血管瘤因压迫肝组织和邻近脏器而产生上腹不适，胀痛或可能触及包块，但全身状况良好。血管瘤破裂则发生急腹症。

（四）MRI 表现（图 5-3，图 5-4）

MRI 检查见肝内圆形或卵圆形病灶，边界清楚锐利，T_1WI 呈均匀性或混杂性低信号，T_2WI 呈均匀性高信号，特征是随着回波时间（TE）的延长肿瘤的信号强度递增，与肝内血管的信号强度增高一致，此点对诊断血管瘤、囊肿、癌肿有帮助，在重 T_1 加权像上，血管瘤信号甚亮有如灯泡称为"灯泡征"。病灶周围无水肿等异常。纤维瘢痕、间隔和钙化在 T_2WI 上呈低信号，如并发出血和血栓，则在 T_1WI 上可见高信号影。Gd-DTPA 增强扫描，血管瘤腔隙部位明显增强，纤维瘢痕不增强。

（五）诊断要点

1. 肝内圆形或卵圆形病灶，边界清楚锐利。

2. T_1WI 呈均匀低信号，T_2WI 呈均匀高信号，Gd-DTPA 增强扫描明显强化，病灶周围无水肿。

（六）鉴别诊断

4cm 以下的海绵状血管瘤需与肝转移瘤和小肝癌鉴别，4cm 以上的较大海绵状血管瘤需与肝癌尤其是板层肝癌鉴别。

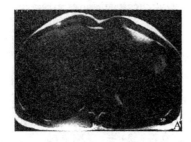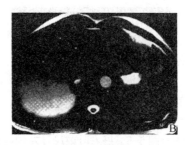

图 5-3　肝右叶后段血管瘤，女性，42 岁。T$_2$WI（B）显示肝脏右叶后段与血管信号一致的高信号区，边缘锐利；T$_1$WI（A）显示肿瘤为均匀一致的低信号

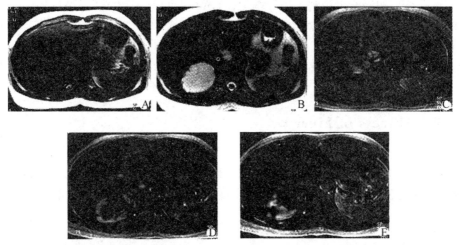

图 5-4　肝右叶后段血管瘤，女性，48 岁。T$_2$WI（B）显示肝脏右叶后段均匀高信号区，边缘锐利；T$_1$WI（A）显示均匀低信号区。图 C、D、E 为同层面的连续动态扫描，肿瘤强化从周边向中央逐渐发展，此为血管瘤的强化特点

四、肝囊肿（Hepatic Cyst）

（一）概述

肝囊肿为较常见的先天性肝脏病变，分单纯性囊肿和多囊病性囊肿两类，一般认为系小胆管扩张演变而成，囊壁衬以分泌液体的上皮细胞，病理上无从区别。多无症状，查体偶然发现。

（二）病理

单纯性肝囊肿数目和大小不等，从单个到多个，如数量很多，单从影像学角度和多囊肝难以区别，后者为常染色体显性遗传病，常有脾、胰、肾等同时受累。囊内 95% 成分为水分。巨大囊肿可压迫邻近结构而产生相应改变。

（三）临床表现

通常无症状，大的囊肿压迫邻近结构时可出现腹痛，胀满等症状；压迫胆管时，可出现黄疸。囊肿破入腹腔，囊内出血等可出现急腹症的症状。

（四）MRI 表现（图 5-5）

MRI 检查为典型水的信号强度表现，即 T$_1$WI 呈低信号，T$_2$WI 呈高信号，信号强度均匀，边缘光滑锐利，周围肝组织无异常表现。肝囊肿并发囊内出血时，则 T$_1$WI 和 T$_2$WI 均呈高信号。当囊液蛋白含量较高或由于部分容积效应的关系，有时单纯囊肿在 T$_1$WI 上可呈较高信号。Gd-DTPA 增强扫描，肝囊肿无异常对比增强。

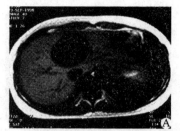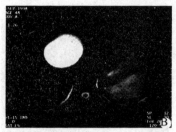

图 5-5　肝右叶前段及左内叶囊肿，女性，24 岁。T$_1$WI（A）
病灶呈均匀低信号，边界光滑；T$_2$WI（B）病灶呈高信号

（五）诊断要点

1. 肝内圆球形病变，边缘光滑锐利，信号均匀，T$_1$WI 呈低信号，T$_2$WI 呈高信号。

2. Gd-DTPA 增强扫描病变无异常对比增强。

（六）鉴别诊断

肝囊肿有时需与肝脓肿、肝包虫病、转移性肝肿瘤以及向肝内延伸的胰腺假性囊肿和胆汁性囊肿鉴别。

五、肝脓肿（Abscess of Liver）

（一）概述

从病因上肝脓肿可分为细菌性（bacterial）、阿米巴性（amoebic）和霉菌性（fungal）三类，前者多见，后者少见。由于影像检查技术的进步和新型抗生素的应用，肝脓肿预后大为改善。

（二）病理

1. 细菌性肝脓肿

全身各部位化脓性感染，尤其是腹腔内感染均可导致肝脓肿。主要感染途径为：①胆道炎症：包括胆囊炎、胆管炎和胆道蛔虫病；②门静脉：所有腹腔内、胃肠道感染均可经门静脉系统进入肝脏；③经肝动脉：全身各部位化脓性炎症经血行到达肝脏，患者常有败血症。致病菌以革兰阴性菌多于革兰阳性菌。肝脓肿可单发或多发，单房或多房，右叶多于左叶。早期为肝组织的局部炎症、充血、水肿和坏死，然后液化形成脓腔；脓肿壁由炎症充血带或 / 和纤维肉芽组织形成。脓肿壁周围肝组织往往伴水肿。多房性脓肿由尚未坏死的肝组织或纤维肉芽肿形成分隔。

2. 阿米巴性肝脓肿

继发于肠阿米巴病，溶组织阿米巴原虫经门脉系统入肝，产生溶组织酶，导致肝组织坏死液化而形成脓肿。脓液呈巧克力样有臭味，易穿破到周围脏器或腔隙如膈下、胸腔、心包腔和胃肠道等。

3. 霉菌性肝脓肿

少见，为白色念珠菌的机遇性感染，多发生于体质差、免疫机能低下的患者。

（三）临床表现

细菌性肝脓肿的典型表现是寒战、高热、肝区疼痛和叩击痛，肝大及白细胞和中性粒细胞计数升高，全身中毒症状，病前可能有局部感染灶，少数患者发热及肝区症状不明显。阿米巴性肝脓肿病前可有痢疾和腹泻史，然后出现发热及肝区疼痛，白细胞和中性粒细胞计数不高，粪便中可找到阿米巴滋养体。

（四）MRI 表现（图 5-6）

MRI 检查见肝内单发或多发、单房或多房的圆形或卵圆形病灶，T$_1$WI 脓腔呈不均匀低信号，周围常可见晕环，信号强度介于脓腔和周围肝实质之间。T$_2$WI 脓腔表现为高信号，多房性脓肿则于高信号的脓腔中可见低信号的间隔，故高信号的脓腔中常可见不规则的低信号区，可能为炎症细胞和纤维素所致。还可见一信号较高而不完整的晕环围绕脓腔，晕环外侧的肝实质因充血和水肿而信号稍高。脓腔可推移压迫周围的肝血管。注射 Gd-DTPA 后，脓腔呈花环状强化，多房性脓腔的间隔亦可增强，脓腔壁厚薄不均。霉菌性肝脓肿常弥散分布于全肝，为大小一致的多发性微小脓肿，脾和肾脏往往同时受累，结合病史应想到这个可能。

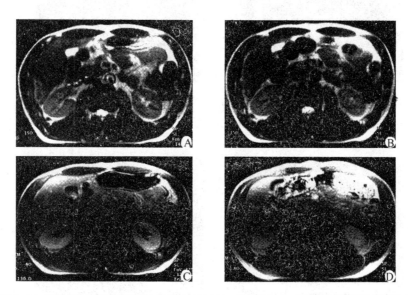

图 5-6　肝右叶多发性脓肿，男性，41 岁。T_2WI（A、B）显示肝右叶后段包膜下及其内侧类圆形高信号区，边缘模糊。增强扫描（C、D）显示病灶环形厚壁强化

（五）诊断要点

1. 典型炎性病变的临床表现。

2. MRI 检查见肝内圆形和卵圆形病灶，T_1WI 呈低信号，T_2WI 呈高信号，可见分隔和晕环。

3. Gd-DTPA 增强扫描呈花环状强化。

（六）鉴别诊断不典型病例需和肝癌、肝转移瘤和肝囊肿等鉴别。

六、肝硬化（Cirrhosis of Liver）

（一）概述

肝硬化是以广泛结缔组织增生为特征的一类慢性肝病，病因复杂，如肝炎、酒精和药物中毒、淤胆瘀血等，国内以乙肝为主要病因。

（二）病理

肝细胞大量坏死，正常肝组织代偿性增生形成许多再生结节，同时伴肝内广泛纤维化致小叶结构紊乱，肝脏收缩，体积缩小。组织学上常见到直径 0.2 ~ 2cm 的再生结节。肝硬化进而引起门脉高压、脾大、门体侧支循环建立以及出现腹腔积液等。

（三）临床表现

早期肝功能代偿良好，可无症状，以后逐渐出现一些非特异性症状，如恶心、呕吐、消化不良、乏力、体重下降等；中晚期可出现不同程度肝功能不全表现，如低蛋白血症、黄疸和门静脉高压等。

（四）MRI 表现（图 5-7，图 5-8）

MRI 检查可以充分反映肝硬化的大体病理形态变化，如肝脏体积缩小或增大，左叶、尾叶增大，各叶之间比例失调，肝裂增宽，肝表面呈结节状、波浪状甚至驼峰样改变。单纯的肝硬化较少发现信号强度的异常，但并发的脂肪变性和肝炎等可形成不均匀的信号，有时硬化结节由于脂变区的甘油三酯增多，在 T_1WI 上出现信号强度升高。无脂肪变性的单纯再生结节，在 T_1WI 表现为低信号，其机制与再生结节中含铁血黄素沉着或纤维间隔有关。肝外改变可见腹腔积液、肝外门静脉系统扩张增粗、脾大等提示门静脉高压征象，门脉与体循环之间的侧支循环 MRI 亦能很好地显示。

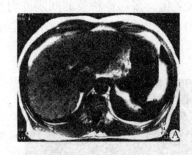
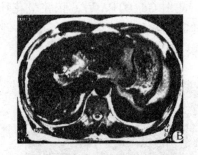

图 5-7 肝硬化，男性，70 岁。T₁WI 显示（B）肝表面呈波浪状，肝内血管迁曲、变细，门静脉主干增宽；T₁WI（A）显示迂曲的血管和门静脉呈低信号

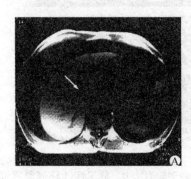
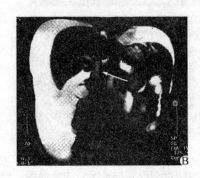

图 5-8 肝硬化、腹腔积液，男性，52 岁。T₁WI（A）显示肝脏体积缩小，腹腔积液呈低信号；T₂WI（B）肝内信号无异常，门静脉增粗（↑），腹腔积液呈高信号

（五）诊断要点

1. 有引起肝硬化的临床病史，不同程度的肝功能异常。

2. MRI 示肝脏体积缩小，肝各叶比例失调，肝裂增宽，外缘波浪状，有或无信号异常。

3. 脾大、腹腔积液、门静脉系统扩张等。

（六）鉴别诊断

需与肝炎、脂肪肝和结节性或弥漫性肝癌鉴别。

七、Budd-Chiari 综合征

（一）概述

Chiari 和 Budd 分别于 1899 年和 1945 年报告了肝静脉血栓形成病例的临床和病理特点，以后将肝静脉阻塞引起的症状群称为 Budd-Chiari 综合征。

（二）病理

可由肝静脉或下腔静脉肝段阻塞引起。主要原因有：①肝静脉血栓形成，欧美国家多见；②肿瘤压迫肝静脉或下腔静脉；③下腔静脉肝段阻塞，多为先天性，亚洲国家多见。其他原因有血液凝固性过高，妊娠，口服避孕药和先天性血管内隔膜等。

（三）临床表现

该病病程较长，同时存在下腔静脉阻塞和继发性门脉高压的临床表现。前者如下肢肿胀，静脉曲张，小腿及踝部色素沉着等，后者如腹胀，腹腔积液，肝脾肿大，黄疸和食管静脉曲张等。

（四）MRI 表现（图 5-9）

MRI 可显示肝脏肿大和肝脏信号改变，肝静脉和下腔静脉的形态异常以及腹腔积液等。在解剖上肝尾状叶的血流直接引流入下腔静脉，当肝静脉回流受阻时，尾状叶一般不受累或受累较轻，相对于其他部分瘀血较严重的肝组织，其含水量较少，因此在 T₂WI 上其信号强度常低于其他肝组织。静脉形态异常包括肝静脉狭窄或闭塞，逗点状肝内侧支血管形成和 / 或下腔静脉肝内段明显狭窄，以及肝静脉与下

腔静脉不连接等，MRI和腹部MRA均能很好显示。MRI还可鉴别肝静脉回流受阻是由肿瘤所致还是先天性血管异常或凝血因素所致。可清楚显示下腔静脉和有心房的解剖结构，为Budd-Chiari综合征的治疗提供重要的术前信息。

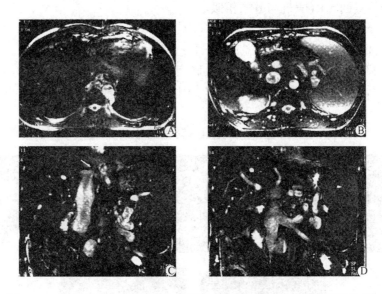

图5-9 Budd-Chiari综合征，男性，42岁。MRI显示下腔静脉和肠系膜上静脉显著扩张，下腔静脉在入右心房处狭窄（↑）。脾脏增大

（五）诊断要点

1. 有上腹疼痛、肝大、腹腔积液和门脉高压的典型临床表现，除外肝硬化。
2. MRI显示肝静脉或下腔静脉狭窄或闭塞，肝脏信号异常、腹腔积液和门脉高压症。

（六）鉴别诊断

本病有时需与晚期肝硬化鉴别。

第二节 胆道疾病

一、胆管癌

（一）概述

原发性胆管癌约占恶性肿瘤的1%，多发生于60岁以上的老年人，男性略多于女性，约1/3的患者并发胆管结石。

（二）病理

病理上多为腺癌。从形态上分为三型：①浸润狭窄型；②巨块型；③壁内息肉样型，少见。据统计8%～31%发生在肝内胆管，37%～50%发生在肝外胆管近段，40%～36%发生在肝外胆管远段。临床上一般将肝内胆管癌归类于肝癌。肝外胆管近段胆管癌即肝门部胆管癌是指发生在左、右主肝管及汇合成肝总管2cm内的胆管癌。肝外胆管远段胆管癌即中、下段胆管癌是指发生在肝总管2cm以远的胆管癌，包括肝总管和胆总管。

（三）临床表现

上腹痛，进行性黄疸，消瘦，可触及肿大的肝和胆囊，肝内胆管癌常并存胆石和胆道感染，所以患者常有胆管结石和胆管炎症状。

（四）MRI表现（图5-10，图5-11）

胆管癌的MRI表现取决于癌的生长部位和方式，但都有不同程度和不同范围的胆管扩张。根据胆管扩张的部位和范围可以推测癌的生长部位是在左肝管、右肝管或肝总管。MRCP能很好显示肝内外胆

管扩张，确定阻塞存在的部位和原因，甚至能显示扩张胆管内的软组织块影，是明确诊断的可靠方法。较大的菜花样癌块MRI表现为肝门附近外形不规则、境界不清病变，T_1WI呈稍低于肝组织信号强度，T_2WI呈不均匀性高信号，扩张的肝内胆管呈软藤样高信号，门静脉受压移位，可见肝门区淋巴结肿大。肝外围区的肝内小胆管癌的MRI表现与肝癌相似。

（五）诊断要点

1. 进行性黄疸、消瘦。

2. MRI显示肝内胆管扩张，MRCP显示梗阻部位和原因，即扩张胆管内的软组织肿块。

3. 肿块T_1WI呈低于肝组织信号，T_2WI呈不均匀性高信号，胆总管狭窄或管壁增厚。

（六）鉴别诊断

需与胆管系统炎症和结石、原发性肝癌及肝门区转移瘤鉴别。

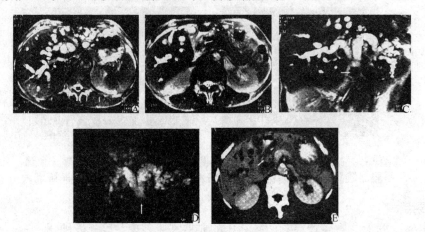

图5-10　肝总管癌，男性，65岁。T_2WI显示肝总管部位2.0cm高信号区（B，↑），其上胆管扩张（A）。MRCP（C、D）肝总管梗阻，肿瘤信号低（↑）。CT增强扫描（E），肿块有增强（↑）

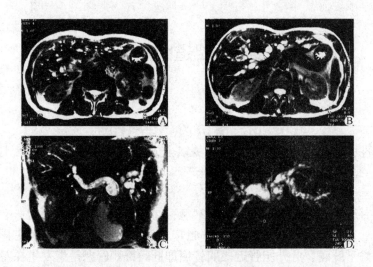

图5-11　胆管癌，男，68岁。T_2WI（A、B）显示肝门部实性高信号区，边缘模糊，肝内胆管扩张。MRCP（C、D）显示左右肝管汇合部梗阻，其远端胆管扩张

二、胆囊癌（Carcinoma of Gallbladder）

（一）概述

原发性胆囊癌少见，占恶性肿瘤的0.3%～5%，好发于50岁以上女性，女性与男性之比为4∶1～5∶1。大多有胆囊结石，65%～90%并发慢性胆囊炎和胆囊结石，可能与长期慢性刺激有关。

（二）病理

病理上腺癌占 71% ~ 90%，鳞癌占 10%，其他如未分化癌和类癌等罕见。腺癌又分为：①浸润型（70%），早期局限性胆囊壁增厚，晚期形成肿块和囊腔闭塞；②乳头状腺癌（20%），肿瘤呈乳头或菜花状从胆囊壁突入腔内，容易发生坏死、溃烂、出血和感染；③黏液型腺癌（8%），胆囊壁有广泛浸润，肿瘤呈胶状易破溃，甚至引起胆囊穿孔。胆囊癌多发生在胆囊底、体部，偶见于颈部。肿瘤扩散可直接侵犯邻近器官（主要是肝脏）和沿丰富的淋巴管转移为主，少见有沿胆囊颈管直接扩散及穿透血管的血行转移。

（三）临床表现

胆囊癌没有典型特异的临床症状，早期诊断困难，晚期可有上腹痛、黄疸、体重下降、右上腹包块等症状。

（四）MRI 表现

MRI 检查见胆囊壁增厚和肿块，肿瘤组织在 T_1WI 为较肝实质轻度或明显低的信号结构，在 T_2WI 则为轻度或明显高的信号结构，且信号强度不均匀。胆囊癌的其他 MRI 表现是：①侵犯肝脏，85% 胆囊癌就诊时已侵犯肝脏或肝内转移，其信号表现与原发病灶相似；② 65% ~ 95% 的胆囊癌并发胆石，MRI 可显示胆囊内或肿块内无信号的结石，并能发现 CT 不能发现的等密度结石。当肿块很大，其来源不清时，如能在肿块内发现结石，则可帮助确诊胆囊癌；③梗阻性胆管扩张，这是由于肿瘤直接侵犯胆管和肝门淋巴结转移压迫胆管所致；④淋巴结转移，主要是转移到肝门、胰头及腹腔动脉周围淋巴结。

（五）诊断要点

1. 长期慢性胆囊炎和胆石症病史，并出现黄疸、消瘦和体重下降。
2. MRI 检查见胆囊肿块，T_1WI 呈低信号，T_2WI 呈混杂高信号，可见无信号结石影。
3. 可见肝脏直接受侵和转移征象，梗阻性黄疸及肝门和腹膜后区淋巴结转移。

（六）鉴别诊断

胆囊癌需与肝、胰等组织肿瘤侵犯胆囊窝或胆囊感染后的肿块样增厚以及其他胆囊良性病变如息肉和乳头状瘤鉴别。

三、胆石症（Gallstones）

（一）概述

胆石占胆系疾病的 60%，胆石可位于胆囊或胆管内，多见于 30 岁以上的成年人。

（二）病理

按化学成分可将胆石分为三种类型：①胆固醇类结石，胆固醇含量占 80% 以上；②胆色素类结石，胆固醇含量少于 25%；③混合类结石，胆固醇含量占 55% ~ 70%。胆囊结石以胆固醇结石最常见，其次为混合性结石。

（三）临床表现

与结石的大小、部位及有无并发胆囊炎和胆道系统梗阻有关。1/3 ~ 1/2 的胆囊结石可始终没有症状。间歇期主要为右上腹不适和消化不良等胃肠症状。急性期可发生胆绞痛、呕吐和轻度黄疸。伴发急性胆囊炎时可出现高热、寒战等。

（四）MRI 表现（图 5-12 至图 5-14）

胆石症的 MRI 专题研究不多，很少有用 MRI 诊断胆石症的专题报道，无论胆囊结石或是胆管结石，多是在检查上腹部其他器官时偶然发现。胆石的质子密度很低，其产生的磁共振信号很弱。一般而论，在 T_1WI 上多数胆石不论其成分如何，均显示为低信号，与低信号的胆汁不形成对比，如胆汁为高信号，则低信号的胆石显示为充盈缺损；在 T_2WI 上，胆汁一概为高信号，而胆石一般为低信号充盈缺损。少数胆石可在 T_1 和 T_2 加权图像上出现中心略高或很高的信号区。当结石体积小，没有胆管扩张，且又位于肝外胆管时 MRI 诊断困难。3% ~ 14% 的胆囊结石并发胆囊癌。

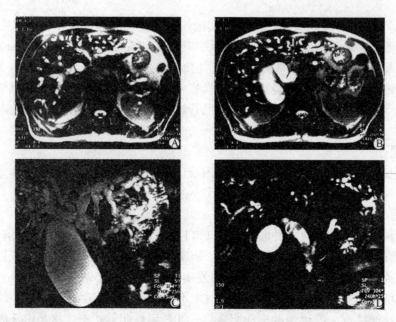

图 5-12　胆总管内多发性结石，男性，62 岁。MRCP （C、D）显示肝内外胆管普遍扩张，
胆总管内有多个低信号结石，胆囊扩大。T₂WI（A、B）显示肝内胆管普遍扩张，呈高信号

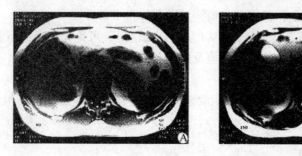

图 5-13　胆囊泥沙样结石，男性，29 岁。T₂WI（B）显示胆囊内下部（重
力方向）低信号区，与胆汁分层；T₁WI（A）泥沙样结石显示为略高信号

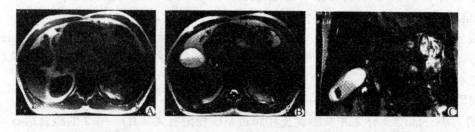

图 5-14　胆囊炎、胆石症，男性，45 岁。T₂WI（B、C）胆囊壁稍厚，
其内信号有分层现象，下部结石为低信号，其中更低信号为块状结石，
上部高信号为胆汁；T₁WI（A）胆囊内信号仍不均匀

（五）诊断要点

1. 有右上腹痛和黄疸等症状或无症状。

2. MRI 检查发现胆囊或胆管内低信号充盈缺损。结石阻塞胆管可引起梗阻性胆管扩张。

（六）鉴别诊断

有时需与胆囊癌、胆癌息肉和息肉样病变鉴别。

四、先天性胆管囊肿

（一）概述

先天性胆管囊肿又称先天性胆管扩张症，女性较男性多见，临床上约 2/3 见于婴儿，原因不明。

（二）病理

Todani 根据囊肿的部位和范围将胆管囊肿分为五型（图 5-15）：Ⅰ型最常见，又称为胆总管囊肿，局限于胆总管，占 80% ~ 90%；它又分三个亚型，即Ⅰ A 囊状扩张，Ⅰ B 节段性扩张，Ⅰ C 梭形扩张。Ⅱ型系真性胆总管憩室，占 2%。Ⅲ型为局限在胆总管十二指肠壁内段的小囊性扩张，占 1.4% ~ 5.0%。Ⅳ型又分为Ⅳ A 肝内外多发胆管囊肿和Ⅳ B 肝外胆总管多发囊肿，非常罕见。Ⅴ型即 Caroli 病，为单发或多发肝内胆管囊肿，它又分两个亚型，即Ⅰ型特点是肝内胆管囊状扩张，多数伴有胆石和胆管炎，无肝硬化或门脉高压；Ⅱ型非常少见，特点是肝内末端小胆管扩张而近端大胆管无或轻度扩张，不伴结石和胆管炎，有肝硬化和门脉高压。

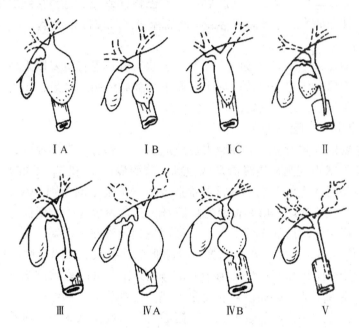

图 5-15　胆管囊肿 Todani 分型
Ⅰ A：胆总管全部囊状扩张；Ⅰ B：胆总管部分囊状扩张；Ⅰ C：胆总管梭形扩张；Ⅱ：胆总管憩室；
Ⅲ：十二指肠内胆总管囊肿；Ⅳ A：肝内外多发胆管囊肿；Ⅳ B：肝外多发胆管囊肿；Ⅴ：Caroli 病，
肝内胆管单发或多发囊肿

（三）临床表现

临床上主要有三大症状：黄疸、腹痛和腹内包块，但仅 1/4 患者同时出现这三大症状，婴儿的主要症状是黄疸、无胆汁大便和肝大。儿童则以腹部肿块为主。成人常见腹痛和黄疸。

（四）MRI 表现

MRI 可以显示囊肿的大小、形态和走行，尤其 MRCP。囊肿内液体在 T_1WI 表现为低信号，T_2WI 呈高信号。

（五）诊断要点

1. 有黄疸、腹痛和腹内包块典型症状。
2. MRI 和 MRCP 见胆道系统扩张，而周围结构清楚正常，无肿瘤征象。

（六）鉴别诊断

当胆管囊肿发生在肝外胆管，须与肾上腺囊肿、肾囊肿、肠系膜囊肿和胰头假性囊肿鉴别。

第三节　胰腺疾病

一、胰腺癌（Pancreatic Carcinoma）

（一）概述

胰腺癌是最常见的一种胰腺肿瘤，近年来，其发病率有明显增长趋势，男性多于女性，以 50～70 岁发病率高，早期诊断困难，预后极差。

（二）病理

胰腺癌起源于腺管或腺泡，大多数发生在胰头部，约占 2/3，体尾部约占 1/3。大多数癌周边有不同程度的慢性胰腺炎，使胰腺癌的边界不清，只有极少数边界较清楚。部分肿瘤呈多灶分布。胰头癌常累及胆总管下端及十二指肠乳头部引起阻塞性黄疸，胆管及胆囊扩大；胰体癌可侵及肠系膜根部和肠系膜上动、静脉；胰尾癌可侵及脾门、结肠。胰腺癌可经淋巴转移或经血行转移到肝脏及远处器官；还可沿神经鞘转移，侵犯邻近神经如十二指肠胰腺神经、胆管壁神经和腹腔神经丛。

（三）临床表现

胰腺癌早期症状不明显，临床确诊较晚。癌发生于胰头者，患者主要以阻塞性黄疸而就诊；发生于胰体、胰尾者，则常以腹痛和腹块来就诊。如患者有下列症状应引起注意：①上腹疼痛；②体重减轻；③消化不良和脂肪泻；④黄疸；⑤糖尿病；⑥门静脉高压。

（四）MRI 表现（图 5-16，图 5-17）

MRI 诊断胰腺癌主要依靠它所显示的肿瘤占位效应引起的胰腺形态学改变，与邻近部位相比，局部有不相称性肿大。肿块形状不规则，边缘清楚或模糊。胰腺癌的 T_1 和 T_2 弛豫时间一般长于正常胰腺和正常肝组织，但这种弛豫时间上的差别不是每例都造成信号强度上的差别。在 T_1WI 约 60% 表现为低信号，其余表现为等信号；在 T_2WI 约 40% 表现为高信号，其余表现为等或低信号。肿瘤可压迫侵犯周围组织如肝、肾以及压迫或包绕胰后的血管组织。肿瘤侵犯胰导管使之阻塞，发生胰导管扩张，扩张胰管内的胰汁在 T_2WI 为高信号。胰头癌阻塞胆总管，引起胆总管扩张。如出现腹膜后淋巴结转移，则可见淋巴结肿大。癌向胰周脂肪组织浸润，显示为中等信号的结节状或条索状结构伸向高信号的脂肪组织，边界可清楚锐利，也可模糊不清。胰周血管受侵犯表现为血管狭窄、移位或闭塞。脾静脉或门静脉闭塞常伴有侧支循环形成，在脾门和胃底附近可见增粗扭曲的条状或团状无信号血管影。肿瘤内部可出现坏死、液化和出血等改变，在 T_2WI 表现为混杂不均的信号，肿瘤性囊腔表现为不规则形的高信号，有时难与囊肿鉴别。

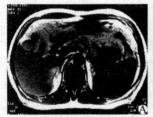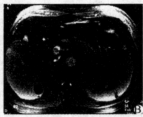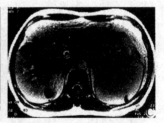

图 5-16　胰尾癌，男性，60 岁。T_2WI（B）显示胰腺尾部不规则增大，信号不均匀；T_1WI（A）肿瘤区可见不均匀低信号，增强扫描（C）肿瘤轻度强化

（五）诊断要点

1. 有上腹痛、消瘦、黄疸等临床症状。

2. MRI 检查见胰腺肿块和轮廓改变，肿块 T_1WI 呈低或等信号，T_2WI 呈高信号或低等信号。

3. 胰周血管和脂肪受侵，淋巴结肿大，胰管和肝内胆管扩张。

（六）鉴别诊断

胰腺癌需与伴胰腺肿大的慢性胰腺炎、胰腺假性囊肿、胰腺囊腺瘤等鉴别。

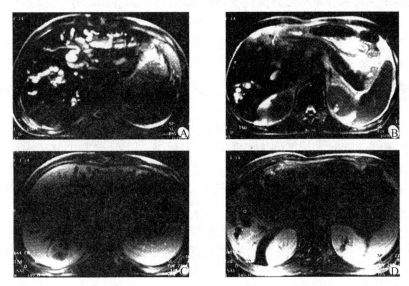

图 5-17　胰头癌，女性，41 岁。T₂WI（A、B）显示胰头增大，信号不均匀，边缘不清；肝内胆管扩张。增强扫描（C、D）胰头肿块仍无明显强化

二、胰腺转移瘤（Pancreatic Metastases）

（一）概述

胰腺实质的转移性肿瘤并不少见，尸检报道胰腺转移瘤发生率占恶性肿瘤的 3% ～ 11.6%。肺癌、乳腺癌、黑色素瘤、卵巢癌以及肝、胃、肾、结肠等部位的恶性肿瘤都可以发生胰腺转移。

（二）病理

胰腺转移癌可以多发，也可以单发，除血行和淋巴转移外，胰腺常被邻近器官的恶性肿瘤直接侵犯。胃癌、胆囊癌和肝癌可以直接侵犯胰腺组织。

（三）临床表现

胰腺转移癌常缺少相关的临床症状和体征。

（四）MRI 表现

胰腺转移癌 MRI 表现与胰腺癌相似，T₁WI 表现为低或等信号，T₂WI 表现为混杂的高信号，可像胰腺癌那样累及邻近器官和解剖结构。胰腺转移性肿瘤单发时，在影像上与原发癌不能区分，发现为多发病灶时应考虑为转移性肿瘤的可能。

（五）诊断要点

1. 有其他部位原发恶性肿瘤病史及相关的临床症状和体征。

2. MRI 检查见胰腺单发或多发病灶，T₁WI 呈低或等信号，T₂WI 呈混杂高信号。病灶多发、有助于诊断。

（六）鉴别诊断

胰腺转移癌单发时需与胰腺原发癌鉴别。

三、胰岛细胞瘤（Pancreatic Islet Cell Tumor）

（一）概述

胰岛细胞瘤多是良性肿瘤，分功能性和非功能性两种。功能性胰岛细胞瘤中，以胰岛素瘤和胃泌素瘤最常见，前者占 60% ～ 75%，后者约占 20%。胰岛细胞癌少见。

（二）病理

多为单发性，体尾部多见，头部较少，亦可发生于十二指肠和胃的异位胰腺。体积较小，一般为0.5 ~ 5cm，可小至镜下才发现。圆或椭圆实性小结，质实可钙化，伴出血坏死时质可变软，界限清楚。瘤组织可纤维化、透明变、出血、坏死、钙化。良恶性以有无转移及包膜浸润为标准。

（三）临床表现

无功能性肿瘤往往以腹块为首发症状，多伴有其他腹部症状。功能性胰岛细胞瘤往往因其功能所致症状而就诊，如胰岛素瘤产生低血糖等有关症状，胃泌素瘤产生 Zollinger-Ellison 综合征。化验检查时发现血中相关激素升高。

（四）MRI 表现

胰岛细胞瘤的 T_1 和 T_2 弛豫时间相对较长，T_1WI 为低信号，T_2WI 为高信号，圆形或卵圆形，边界锐利。T_1 和 T_2 加权图像上病灶的信号反差很大，非常小的甚至尚未引起胰腺轮廓改变的胰岛素瘤也能检出。胰岛细胞瘤的胰外侵犯和肝转移，MRI 同样能很好显示。特别是肝转移与原发灶相仿. 即 T_1 和 T_2 时间均较长，因此在 T_2WI 上可呈现为单发或多发、边界清楚、信号强度很高的高信号区，即所谓的"灯泡征"，与肝海绵状血管瘤十分相似。因为胰岛细胞瘤的初步普查基于临床和实验室检查，仅有限的患者必须做影像学检查，目前提倡直接使用 MRI 这样昂贵的影像技术对这些病灶进行影像学普查。

（五）诊断要点

1. 典型的临床症状，激素测定以及阳性激发试验等。
2. MRI 表现为胰腺占位，T_1WI 呈低信号，T_2WI 呈高信号，二者信号反差大。

（六）鉴别诊断

功能性胰岛细胞瘤结合典型临床表现和化验结果诊断容易，无功能胰岛细胞瘤需与胰腺癌和胰腺转移癌等鉴别。

四、胰腺炎（Pancreatitis）

（一）概述

胰腺炎是一种常见的胰腺疾病，分为急性胰腺炎和慢性胰腺炎。诊断主要依靠临床和实验室检查，影像诊断技术主要用来了解胰腺损害的范围以及观察并发症的发展情况。目前 MRI 对胰腺炎症性病变的诊断价值不大。

（二）病理

急性胰腺炎的主要病理改变：①急性水肿型（间质型），占75% ~ 95%，胰腺肿大发硬，间质有充血水肿及炎症细胞浸润，可发生局部轻微的脂肪坏死，但无出血，腹腔内可有少量渗液。②急性坏死型（包括出血型），少见，占5% ~ 25%，胰腺腺泡坏死，血管坏死性出血及脂肪坏死为急性坏死型胰腺炎的特征性改变。此型病死率甚高，如经抢救而存活，胰腺的病理发展可能有以下两个途径即：①继发细菌感染，在胰腺或胰周形成脓肿；如历时较久，可转变为胰腺假性囊肿（pancreatic pseudocyst）；②急性炎症痊愈后，可因纤维组织大量增生及钙化而形成慢性胰腺炎。

慢性胰腺炎是复发性或持续性炎症病变，主要病理改变为胰腺的纤维化改变，可累及胰腺局部或全部，使胰腺增大、变硬，后期可发生萎缩，常有胰管扩张、钙化、结石及假性囊肿形成，病变可累及胃和十二指肠，使之发生粘连和狭窄，甚至可压迫胆总管，导致胆总管扩张，有时亦可引起脾静脉血栓形成或门脉梗阻。

（三）临床表现

急性胰腺炎的临床症状和体征与其病理类型有关，轻重不一，但均有不同程度的腹痛、伴有恶心、呕吐、发热。坏死性胰腺炎病情较重，可有休克。体检有腹部压痛、反跳痛，严重时有肌紧张，少数可有腹腔积液和腹块体征，实验室检查可发现血清淀粉酶与脂肪酶活性升高。

慢性胰腺炎多为反复急性发作，急性发作时症状与急性胰腺炎相似，表现为腹痛、恶心、呕吐和发热。平时有消化不良症状如腹泻等，甚至可产生脂肪下痢，严重破坏胰岛时可产生糖尿病，病变累及胆道可引起梗阻性黄疸。腹部检查若有假性囊肿形成可扪及囊性肿块。血清淀粉酶活性可以升高或正常。

（四）MRI 表现（图 5-18）

急性胰腺炎时，由于水肿、炎性细胞浸润、出血、坏死等改变，胰腺明显增大，形状不规则，T_1WI 表现为低信号，T_2WI 表现为高信号，因胰腺周围组织炎症水肿，胰腺边缘多模糊不清。小网膜囊积液时，T_1WI 上可见高信号强度积液影；如出血，在亚急性期见 T_1WI 和 T_2WI 均为高信号的出血灶。炎症累及肝胃韧带时，使韧带旁脂肪水肿，于 T_2WI 上信号强度升高。慢性胰腺炎时胰腺可弥漫或局限性肿大，T_1WI 表现为混杂低信号，T_2WI 表现为混杂高信号。30% 慢性胰腺炎有钙化，小的钙化灶 MRI 难于发现，直径大于 1cm 的钙化灶表现为低信号。慢性胰腺炎也可使胰腺萎缩。胰腺假性囊肿在 T_1WI 表现为境界清楚的低信号区，T_2WI 表现为高信号。MRI 不能确切鉴别假性囊肿和脓肿，两者都表现为长 T_1 长 T_2 信号，炎症包块内如有气体说明为脓肿。

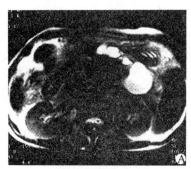 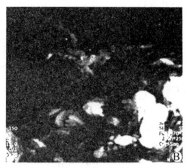

图 5-18 慢性胰腺炎，男性，59 岁。T_2WI（A）显示胰腺边缘不清，胰尾部及体部前方多个大小不等水样高信号区，边缘清楚。MRCP（B）显示肝内胆管轻度扩张，粗细不均匀

（五）诊断要点

1. 有腹痛、恶心、呕吐和发热等典型临床表现。化验检查血、尿淀粉酶活性升高。

2. 急性胰腺炎 MRI 示胰腺肿大，T_1WI 呈低信号，T_2WI 呈高信号，组织界面模糊，可并发脓肿、积液、蜂窝织炎、出血等。

3. 慢性胰腺炎 MRI 示胰腺体积可增大或缩小，T_1WI 呈混杂低信号，T_2WI 呈混杂高信号，常伴胰腺钙化、胰管结石和假性囊肿。

（六）鉴别诊断

急性胰腺炎若主要引起胰头局部扩大，需与胰头肿瘤鉴别。慢性胰腺炎引起的局限性肿块需与胰腺癌鉴别。慢性胰腺炎晚期所致胰腺萎缩，需与糖尿病所致胰腺改变及老年性胰腺改变进行鉴别。

微信扫码
◆ 临床科研
◆ 医学前沿
◆ 临床资讯
◆ 临床笔记

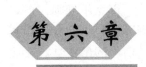
第一节　肾脏异常

一、孤立性肾囊肿

1. 临床特点

孤立性肾囊肿最为常见，主要发生于成人。孤立性肾囊肿可以是先天性的，也可以是后天性的。其病理基础不清楚。有人认为是肾小管在发育过程中联合不佳，也有人认为是由于肾小管发生阻塞而引起的。囊肿位于皮质或髓质中，囊壁薄而透明，由单层扁平上皮细胞构成，内含透明液体。

2. X 线表现

较小囊肿在平片上不易显示，较大囊肿表现为肾脏局部呈圆形隆起。IVU 囊肿区显影密度淡，肾盂肾盏受压变形，可呈半月形、变平、伸长、扩大、移位，甚至消失。囊肿较大且位于肾的一极时，可使肾轴旋转。囊肿与肾盂肾盏相通时造影剂可进入囊腔而显影（图 6-1）。

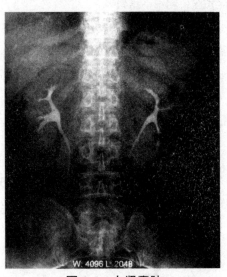

图 6-1　左肾囊肿

左侧肾脏外侧缘膨隆明显，肾盂肾盏受压变形，边界光整

3. 鉴别诊断

需与肾癌鉴别，在平片中软组织肿块密度较高，IVU 中当肾实质显影时，由于造影剂在富血供的肿瘤中积聚，密度可增高，此外肾盂肾盏的改变主要以破坏为主。

4. 临床评价

患者多无症状，囊肿可发生感染或出血而呈现相应的临床症状。较小囊肿，X 线不能显示。较大囊肿，引起肾脏轮廓及肾盂肾盏变形可以初步诊断，但需与肾肿瘤鉴别，后者在造影上常有肾盂肾盏的破坏。

二、多囊肾

1. 临床特点

多囊肾为常染色体显性遗传性疾病，常伴发其他脏器囊变，如肝、脾、胰等。病理上可见两肾布满大小不等的囊肿，囊肿间肾实质退化。囊内含水样黄色液体，囊与囊不相通。肾脏呈葡萄状或分叶状增大，可比正常肾大5～6倍。多囊肾可并发结石和肿瘤。

2. X线表现

两侧肾增大，边缘呈分叶状，可不对称。IVU肾盏受压缩短、拉长、分离或聚拢，有的肾盏拉长呈"蜘蛛足"状，有的肾盏颈变细远端扩张积水（图6-2）。病变晚期，可因功能减退而显影不良。

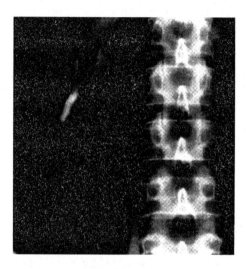

图6-2　多囊肾
右侧肾盂肾盏伸长变细，并显示多弧形压迹

3. 鉴别诊断

主要与肾胚胎瘤鉴别。后者多为单侧性，且肾盂肾盏的受压及牵拉等改变往往不及前者广泛，发病年龄亦较早。

4. 临床评价

多囊肾虽是先天性疾病，但症状多在40～60岁出现。主要症状为肾脏增大、钝痛和血尿。由于肾小动脉硬化，引起一系列的症状，如头痛、高血压、脑卒中、水肿、呼吸困难等。根据病史及X线表现可以初步诊断多囊肾。本病与肾癌不同之处在于本病为两侧性，累及全肾，不造成肾盂肾盏的侵蚀破坏。进一步确诊还需进行CT或MRI检查，不仅能确诊，而且可明确多囊肾是否有并发症。

三、肾动脉狭窄

1. 临床特点

肾动脉狭窄是指各种原因引起的肾动脉起始部、肾动脉主干或其分支的狭窄。肾动脉狭窄是继发性高血压的常见原因。

肾动脉狭窄的病因较多，常见的原因为大动脉炎、动脉粥样硬化、纤维肌肉发育不良和肾动脉周围病变引起的肾动脉压迫等。

2. X线表现

肾动脉狭窄可引起患侧肾脏缩小。常规IVU对肾动脉狭窄的诊断无特殊价值。采用快速IVU法对肾动脉狭窄的筛选有较大的帮助。具体方法为将IVU剂20～25 mL在15～30秒内快速静脉注射。注射开始计算30秒摄肾实质像，并在最初5分钟内每分钟摄片一张，以后在10分钟、15分钟和30分钟各摄片一张，比较两肾大小。其诊断标准为：①肾脏阴影缩小。②造影剂延迟排泄。③肾盂显影延迟且增浓。其中以造影剂延迟排泄的意义最大。

肾动脉造影对肾动脉狭窄具有诊断价值，为血管性病变诊断的金标准。造影有多种表现：①大动脉炎表现为肾动脉起始段或近段，呈较光滑的向心性狭窄。②纤维肌肉发育不良，狭窄部发生于肾动脉的远段或分支，病变较长，呈串珠样改变。③动脉粥样硬化，肾动脉起始段向心性或偏心性狭窄。

3. 鉴别诊断

肾动脉梗死在动脉造影时可见肾动脉影的突然中断，同时无造影剂进入肾内动脉，也见不到明显的侧支循环显影，肾实质也不能显影。结合临床症状，容易诊断。

动脉粥样硬化在动脉造影时可见到较广泛的动脉改变的表现，特别是腹主动脉表现为管径增粗且管壁不规则，有时可呈动脉瘤样扩大。而肾动脉的改变大多是双侧性的，表现为范围广泛的管径粗细不一致且管壁不规则，同时可见肾动脉内有过分的扭曲或管径变细的现象。

4. 临床评价

肾动脉狭窄临床上常以高血压表现为主，当降压药难以控制血压时，应考虑肾动脉狭窄的可能。常规 X 线检查提示患侧肾脏影缩小。IVU 可更清晰显示病变侧肾影缩小及肾功能减退。CTA 及 MRA 作为首选的无创伤筛选检查，可进一步发现有无肾动脉狭窄。选择性肾动脉造影对肾动脉病变可以明确诊断。

四、肾盂肾炎

1. 临床特点

肾盂肾炎为最常见的肾脏感染性疾病。好发于女性。多为逆行性感染所致，亦可因先天发育异常或因结石引起阻塞而继发感染。此外可经血行或淋巴途径感染而发病。

急性肾盂肾炎常为双侧性，两侧肾脏不同程度肿大，皮质与髓质分界不清，肾盂肾盏黏膜水肿。慢性肾盂肾炎大多是急性肾盂肾炎没有及时治愈迁延而引起或长期低毒炎症的结果。肾盂肾盏呈瘢痕性收缩，肾包膜粘连，肾皮质内纤维瘢痕形成，肾小管阻塞性坏死，肾小球纤维化。最后肾脏缩小变硬，肾盏变细，拉长，变平且宽，是由于乳头萎缩所致，同时有间质炎症性改变。急性期患者有发热、寒战、尿频尿急、肾区疼痛及血尿。

2. X 线表现

急性肾盂肾炎在临床上较易诊断，一般不需做 X 线检查，静脉肾盂造影时，急性期肾盂肾盏显影的时间与浓度一般均正常，少数病例可见肾盏边缘变平而钝。慢性肾盂肾炎时，肾功能减退，肾盂肾盏的显影延迟，浓度减低。肾盂肾盏边缘变钝而平，有扩大积水的征象，肾实质萎缩以肾皮质变薄为主。病变多为两侧性，但以单侧的改变较为明显。

3. 鉴别诊断

慢性肾盂肾炎引起肾脏缩小时，需与肾脏先天发育不良及肾血管狭窄引起的肾萎缩相鉴别。肾脏先天性发育不全，平片上肾脏外形常更小，但边缘光滑，IVU 上其功能减低的程度更明显。肾盂肾盏亦小但与肾的大小成比例，小肾盏多缺如，输尿管亦成比例地细小，无肾盂肾盏的瘢痕性牵拉畸形。肾血管狭窄引起的肾萎缩平片上可见肾外形缩小，IVU 上肾脏显影可延迟，且密度较淡。

4. 临床评价

肾盂肾炎可由上行性及血行感染而引起。常发生于女性，多为双侧感染。各种原因引起的尿路梗阻、畸形和发育不良等因素均可成为发病诱因。因纤维组织增生和瘢痕收缩，可导致肾轮廓呈分叶状。根据临床症状、尿液检查及尿路造影检查一般可以明确诊断，CT 检查有助于与其他疾病鉴别。

五、肾结核

1. 临床特点

泌尿系统结核大多为继发性，原发灶多在肺内。其中以肾结核更为重要，多为单侧。大多见于 20 ~ 40 岁的成人。

肾结核的发病有四种途径：经血液、经尿路、经淋巴管和直接蔓延。经血液途径是肾结核的最重要途径。原发病灶的结核杆菌经血液侵入肾脏，在肾小球的毛细血管丛中开始感染，并形成结核结节。主要位于肾皮质，并不引起临床症状，但在尿中可查到结核分枝杆菌，称为病理肾结核。这种病理肾结核自行愈合的机会较大。如病变继续发展，结核结节融合扩大，病变侵入肾髓质或肾曲小管到达肾乳头，在肾的髓质内形成病灶。病灶进行性发展形成临床症状，这就是临床肾结核。

2．X 线表现

早期肾结核，肾脏轮廓可以正常，但当结核病变继续发展，有脓肿形成时，则局部轮廓可向外凸出。多数脓肿形成时，肾脏外形可呈分叶状，整个肾脏的大小可以无改变或稍大。晚期肾结核，由于有广泛的结核性肾炎纤维瘢痕，以致肾外形可缩小。肾结核晚期常形成钙化灶，肾结核钙化的特点有：①全肾或肾脏大部弥漫性钙化。②云朵状钙化。③斑点状钙化（图 6-3）。

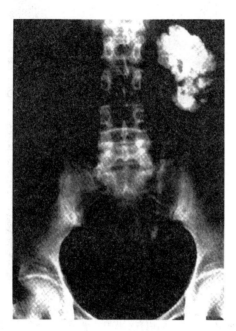

图 6-3　肾自截
肾 / 输尿管结核后期，腹部平片示左肾钙化，左侧输尿管中上段钙化

IVU 按肾结核病理改变的不同阶段，其 X 线表现如下：①肾功能障碍而肾盂肾盏正常的早期肾结核，因肾脏分泌功能障碍使肾脏显影较淡或显影延迟，但外形正常。②肾皮质脓肿。肾皮质结核病变继续发展，破溃而形成脓肿。脓肿内脓液通过肾盏完全或部分地排空，造影片上，脓肿显示为边缘不规整的、密度不均匀的近似圆形阴影，脓肿与肾盏之间有条状瘘管影相连，相应肾盏的边缘亦常不整齐或狭窄变形（图 6-4）。③溃疡空洞型肾结核。此种类型常见。肾皮质脓肿继续发展，侵犯肾脏乳头，继而侵犯肾盏。肾小盏杯口部分显示有虫蚀样改变，边缘毛糙。破坏区扩大，由一个肾小盏扩大到数个肾小盏，干酪样物质破溃形成空洞。造影显示为云朵状、边缘不整的空洞阴影和肾盂肾盏虫蚀样改变。因肉芽增生可形成肾盏颈部瘢痕狭窄。逆行造影时，造影剂无法进入病变的肾盏而显示肾盏缺如。但排泄性造影可显示出狭窄上方的肾盏，并见狭窄前扩张。④肾盂积脓，病变继续发展，使输尿管痉挛、狭窄、梗死而形成肾盂积脓。肾脏轮廓增大，肾盂扩张。肾盂边缘呈广泛虫蚀样改变。输尿管受累，管腔变得粗细不一，自然弯曲度消失、僵硬，影像模糊。此时有更多的肾小盏、肾乳头被破坏。最后使肾脏全部组织破坏，成为含脓的囊腔。逆行造影多因输尿管梗阻常无法成功。排泄性造影因肾功能丧失亦不能显影。⑤一侧肾结核伴对侧肾盂积水，肾结核常可继发膀胱结核，使膀胱黏膜产生结核性溃疡和纤维组织增生，并可涉及健侧输尿管口而产生狭窄，从而形成健侧肾盂积水。在排泄性肾盂造影时，该侧肾显影延迟，肾小盏的杯口变圆钝，边缘光滑，严重者使肾盂肾盏和输尿管均有明显扩张，但无破坏现象。⑥病变波及整个肾脏，全肾广泛破坏，肾盂肾盏不能辨认，并最后形成肾大部分或全肾钙化且肾功能完全

丧失，称为肾自截。

3. 鉴别诊断

平片发现肾区不规则、无定形散在或比较局限的斑点状钙化，需与肿瘤或其他肾内外的钙化鉴别，也需与结石鉴别。结石阴影密度较高且均匀，多有一定的形态，多发生于肾盂肾盏内。钙化还需与腹腔淋巴结钙化鉴别。

4. 临床评价

早期肾结核，仅有肾功能障碍，影像学上与常见的非特异性肾盂肾炎相似。病变进展，侵犯肾乳头及肾盂肾盏时，IVU 有一定特异性，但仍需与集合系统肿瘤鉴别。结合临床及实验室检查，可以确诊。

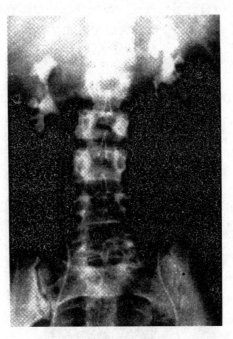

图 6-4　左肾、输尿管结核
逆行造影示左侧肾盂肾盏破坏变形，周边有不规则小脓腔，输尿管上段粗细不均，边缘不光整

六、肾母细胞瘤

1. 临床特点

好发于婴幼儿，本病来自肾脏胚胎期组织，发展迅速，可直接侵犯肾周围组织及腹腔脏器，很少侵犯肾盂，故多无血尿。

2. X 线表现

KUB：腹部膨隆并可使脂肪线消失。

IVU：肾盂肾盏受压移位及肾盂肾盏积水征象。IVU 表现可分五型：①移压型：肾盂肾盏以受压移位为主，此型占 32.6%。②积水型：肾盏或肾盂肾盏呈囊状扩张，占 7.6%。③破坏型：肾盂肾盏拉长变形、分离或部分不显影，残存肾盏形态不规则，占 24.2%。④不显影型：占 33.3%。⑤肾外型：肿瘤位于肾包膜外，对肾脏可有压迫移位，肾盂肾盏完整，占 2.3%。

3. 鉴别诊断

（1）肾癌：约占小儿恶性肿瘤的 1%。多见于年长儿，腹部肿块相对较小，最后需依靠病理学确诊。

（2）神经母细胞瘤：少数神经母细胞瘤可侵入肾内，实验室检查儿茶酚胺在尿中排出增加有助于诊断神经母细胞瘤。

（3）腹膜后畸胎瘤：畸胎瘤为肾外肿瘤，肿瘤密度不均匀，内见脂肪及钙化灶。

4. 临床评价

本病可以根据影像学表现及患者发病年龄小、病变进展迅速进行诊断。KUB 常为首选的检查方法，因肿瘤较大，多见于小儿，腹部肠管充气很容易显示占位病变的大小和位置，约 5% 可见条状或点状的钙化。但不能区别肾内或肾外的病变，故不能确诊。

IVU 可反应肾功能变化及肾盂肾盏形态、大小及位置，但其缺点为部分病例 IVU 不显影，不能显示腹部脏器有无转移灶。CT 及 MRI 不仅能显示病灶位置及大小，而且对病灶内部的结构能清楚显示，如钙化出血、囊变坏死等，同时可发现有无周围组织侵犯和远处转移（图 6-5）。

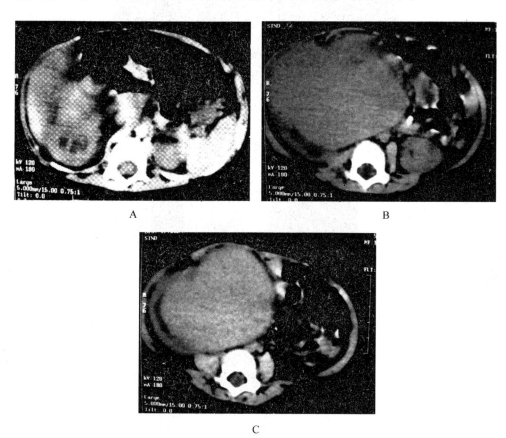

图 6-5 右肾肾母细胞瘤
女性，4 个月，发现腹部肿大 4 天。CT 示右侧肾区巨大占位，右肾影消失，周围脏器组织受压推移

七、肾盂癌

1. 临床特点

肾盂癌最常见的为移行上皮癌。多呈乳头状结构，少数为坚实硬结，可单发或多发。肿瘤发生在肾盂或肾盏，向输尿管及膀胱扩散。主要临床症状为间歇性无痛血尿、腹部肿块和腰痛。

2. X 线表现

KUB：多无阳性。偶有不规则钙化。

IVU：肾盂肾盏内见不规则充盈缺损（图 6-6、图 6-7），如肾盏漏斗部受阻，则发生肾盏积水。

3. 鉴别诊断

主要与乳头状瘤及异位肾乳头区别。与乳头状瘤鉴别困难，一般乳头状瘤较小，常为多发，应结合临床应用考虑。与异位肾乳头的区别为典型的异位肾乳头的形态光滑且呈锥形，IVU 片中正面观为圆形或椭圆形，旋转体位时常可见较宽的与壁相连的基地，肾盂肾盏的本身正常，无牵拉压迫及阻塞征象。另外要与血块及阴性结石鉴别。血块及阴性结石表现为腔内的充盈缺损，变动体位或复查时则此种充盈缺损往往可以移位、变形或消失。

4. 临床评价

IVU 为肾盂肿瘤首选的检查方法，可显示肾盂内充盈缺损的大小、形态和位置，比较全面地反映肾积水的程度和肾功能的状况。

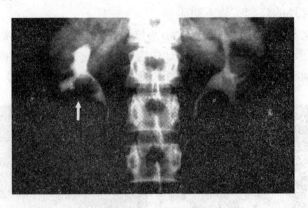

图 6-6 右侧肾盂癌
右侧肾盂内见乳头状充盈缺损，边界毛糙，僵硬（箭头）

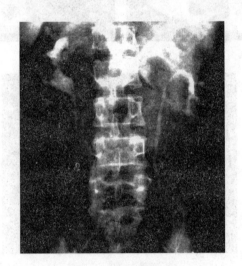

图 6-7 左侧肾盂癌
左侧肾盂内见大而不规则充盈缺损，肾盏显影不全

第二节 输尿管异常

一、输尿管肿瘤

1. 临床特点

输尿管原发肿瘤少见，主要为输尿管黏膜上皮发生，在组织形态学上与肾盂、膀胱肿瘤相同。组织学上主要分为四个类型：移行细胞癌、鳞癌、腺癌以及乳头状瘤。前三者为恶性肿瘤，其中以移行细胞癌最为常见。移行细胞癌分为乳头状癌和非乳头状癌两类，80%以上为乳头状癌，非乳头状癌均呈浸润型生长。癌肿多发生在输尿管下段，单发或多发，广基向腔内突出，或弥漫地毯状生长。鳞癌少见，多为非乳头状型，呈浸润型生长，转移早。腺癌罕见。癌瘤可以直接浸润扩散，以淋巴和血行方式转移。乳头状瘤多单发有蒂，常小于1cm，但手术切除后易复发。常见的症状为血尿和疼痛。男性60岁以上多见。若输尿管梗阻肾积水明显，可触及腹部肿块。

2. X线表现

X线表现必须依靠造影剂才能显示，以尿路造影为主，CT或超声一般也不易发现原发病灶。肾积水时，肾影可增大。尿路造影的直接征象为输尿管内充盈缺损（图6-8）。充盈缺损可为偏心性或中心性，表面常凹凸不平，形状不规则。若肿瘤呈表面浸润型生长，则可见输尿管腔一段边缘毛糙不规则，管壁僵硬，但一般同正常段分界清楚。此外，特征性表现为病变所在管腔和病变以下管腔增宽，可能为肿瘤推挤管腔向外扩张的结果。约半数不到的病例癌肿引起输尿管梗阻，梗阻以上尿路扩张积水，严重时静脉尿路造影可不显影，需做逆行或经皮穿刺顺行尿路造影。逆行或顺行造影可更明确地显示肿瘤本身的形态，阻塞端可呈杯口状、尖角状，其边缘常毛糙不整。如肿瘤为偏心性生长，造影剂则可上行或下行，显示肿瘤下方一段管腔扩张（图 6-9）。肿瘤巨大时，血管造影可见输尿管动脉增粗，向肿瘤区供血。肿瘤血管少见，一般较为纤细。

3. 鉴别诊断

诊断中应注意同输尿管结石、血凝块、炎性输尿管狭窄相鉴别。结石多为阳性结石，位置可变，所致充盈缺损之表面多光滑，结石下方输尿管腔不增宽；血凝块所致充盈缺损数天内可有改变。

4. 临床评价

静脉尿路造影，因多数有肾盂肾盏长期积水，故肾功能较差，多数患者显影不够满意，有时需用逆行肾盂造影。典型表现为输尿管腔内可见乳头样充盈缺损，表面不甚规则，甚至可见到虫蚀样不规则溃疡并伴有管腔狭窄，狭窄上段的输尿管及肾盂肾盏则扩大积水。此外，病变发展缓慢，因而对侧肾脏常可有代偿性肥大。

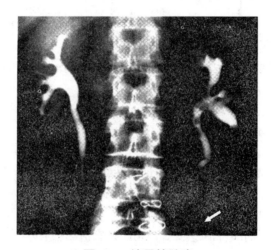

图 6-8　输尿管肿瘤
IVU 示左输尿管多发充盈缺 损泌尿系统疾病 X 线诊断

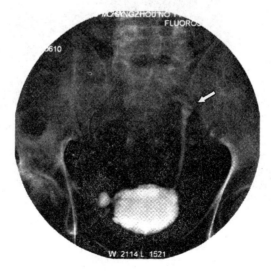

图 6-9　输尿管肿瘤
逆行造影示左输尿管下段见充盈缺损，边界清晰，膀胱多发憩室

二、输尿管结石

1. 临床特点

输尿管结石多自肾结石下移而来，易停留在输尿管三个生理狭窄处，即肾盂输尿管连接处，输尿管与髂血管交叉处及输尿管入膀胱处。以突然发生胁腹部绞痛为其主要症状，疼痛向下部睾丸或阴唇放射。同时伴有血尿，也可有尿急、尿频、尿痛及膀胱刺激症状。引起巨大肾积水时，腹部可触及肿块。

2. X线表现

KUB：结石多为长圆形或卵圆形，长轴与输尿管走向一致。常单发，单侧多发者少，若为多发常在扩张的输尿管内呈串珠状排列。

IVU：可显示结石位于输尿管内的具体位置。一般见结石以上输尿管及肾盂积水征象（图6-10）。如为输尿管末端结石，则可见患侧输尿管全程显影，阴性结石则形成圆形或卵圆形充盈缺损。

逆行肾盂造影：可显示结石以下输尿管。不仅对输尿管结石的诊断有价值，而且可以鉴别结石或输尿管肿瘤，如梗阻下方呈杯口状，边缘光滑，则多为结石（阴性石）。如充盈缺损下方不规则，且输尿管局限扩张，则输尿管肿瘤多见。

3. 鉴别诊断

（1）盆腔静脉石：通常较小，呈圆形，边缘光滑，常边缘密度高，中央密度低，往往多发，双侧，位置偏外，且多沿两侧坐骨嵴附近分布。

（2）淋巴结钙化：其位置常可变化，侧位多位于前腹部，而输尿管结石位于后腹部。

（3）动脉壁钙化：多呈平行条索样。

（4）肿瘤：肿瘤上方输尿管扩张，下方与输尿管萎陷段之间有一漏斗状局部扩张段，输尿管阴性结石的下方与萎陷之间无漏斗状局部扩张段。

4. 临床评价

X线可以显示阳性结石，IVU对于阳性结石及阴性结石的诊断均有重要价值。无论阳性或阴性结石，CT检查根据CT值特征利于诊断，并能准确显示结石的形状、大小及并发症，易于鉴别输尿管周围的钙化灶，通过增强检查可鉴别阴性结石与输尿管肿瘤。尿液在MRI的T2WI呈明显高信号，与结石信号有明显差异，故无须使用造影剂即可清楚显示。MRI是有造影检查禁忌证患者的首选检查。

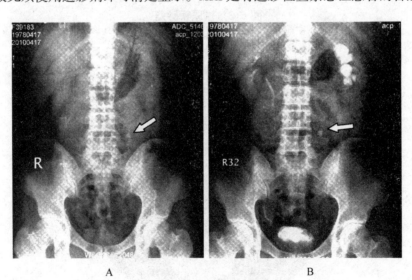

图6-10　左侧输尿管结石

L4/5椎间隙层面左侧见不规则高密度影，在左输尿管移行
区，造影后示，左侧肾盂肾盏积水扩张，左输尿管未显影

第三节 膀胱病变

一、慢性膀胱炎

1. 临床特点

膀胱炎是一种常见的尿路感染性疾病，占尿路感染总数的 50% ~ 70%。多为大肠杆菌与葡萄球菌感染所致。通常多发生于女性，因为女性的尿道比男性的尿道短，又接近肛门，大肠杆菌易侵入。膀胱炎最典型的症状是尿频、尿急、尿痛，甚至有急迫性尿失禁，可以有血尿和脓尿。异物、结石、肿瘤、神经源性膀胱及下尿路梗阻等为其诱因。

2. X 线表现

平片可发现并发的结石、异物，若发现膀胱壁线样钙化，则提示有膀胱血吸虫病的可能。轻型病例在膀胱造影时可近于正常，但有时可见膀胱边缘毛糙或不规则，膀胱体积缩小。并发梗阻者则见膀胱肌肉肥厚即小梁形成，显示为膀胱壁呈波浪状突出或憩室形成，憩室内常可见到结石。由于炎症浸润到输尿管口，造影时常见膀胱 – 输尿管反流，即造影剂经输尿管开口逆流入输尿管现象。

3. 鉴别诊断

（1）急性膀胱炎：起病急，症状重，见不到慢性膀胱炎特有的多发憩室和膀胱小梁。

（2）先天性膀胱憩室：多见于儿童和青少年，单发和体积大是其特征。

（3）间质性膀胱炎：尿液清澈，极少脓细胞，无细菌，膀胱充盈时有剧痛，耻骨上膀胱区可触及饱满而有压痛的膀胱。

（4）嗜酸细胞膀胱炎：临床表现与一般膀胱炎相似，区别在于前者尿中有嗜酸粒细胞，并大量浸润膀胱黏膜。

（5）腺性膀胱炎：鉴别主要依靠膀胱镜检查和活体组织检查。

4. 临床评价

慢性膀胱炎膀胱刺激症状长期存在，且反复发作，但不如急性期严重，尿中有少量或中量脓细胞、红细胞。这些患者多有急性膀胱炎病史，且伴有结石、畸形或其他梗阻因素存在，故非单纯性膀胱炎。病理上，多数慢性膀胱炎以膀胱壁纤维增生、瘢痕挛缩为特征，变现为膀胱壁一致性增厚、膀胱容积缩小，伴下尿路梗阻（如前列腺增生）的慢性膀胱炎。由于膀胱内压力持续性增高，膀胱容积增大，常有多发膀胱憩室和膀胱小梁形成。临床尿液检查及病史即可确诊。IVU 膀胱表现具有一定的特征，CT 对于本病的检查无明显优势（图 6-11）。

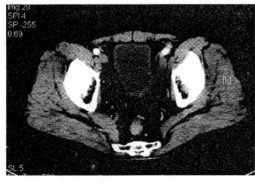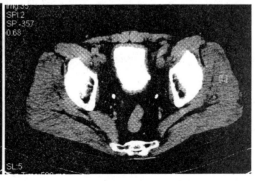

A   B

图 6-11　慢性膀胱炎

CT 示膀胱壁增厚，膀胱体积缩小

二、膀胱结核

1. 临床特点

膀胱结核多由尿路下行感染所致。临床除低热、盗汗、乏力、贫血等全身中毒症状外，局部还有尿频、尿急、血尿、脓尿等表现。少数患者可无明显症状，于体检中偶然发现，中段尿沉渣涂片或尿培养发现结核菌，OT试验阳性可确诊。早期改变多发生于膀胱输尿管交界处。早期病变为炎症水肿充血和溃疡，随着病变进展，炎症逐渐波及整个膀胱，由于炎症刺激，肌层挛缩，膀胱容积缩小。病变累及输尿管口发生狭窄或闭锁不全，致肾、输尿管积水，肾功能减退。

2. X线表现

KUB：多数无异常发现。少数可见膀胱壁钙化，其特点是膀胱壁内的不规则线条状钙化，膀胱广泛钙化时可形如包壳，但比较少见。

膀胱造影：①轻微或早期膀胱结核，可无阳性发现，有时可见膀胱边缘略模糊，欠规整，大小尚正常。②患侧输尿管口附近局部不规则及变形，甚至可形成如充盈缺损样表现。患侧输尿管口扩张，可见造影剂向肾盂及输尿管反流。③病变侵及全部膀胱黏膜，由于广泛的水肿，膀胱边缘呈不规则变形。④病变侵犯肌层，广泛纤维组织及瘢痕收缩，膀胱变形、挛缩，边缘极不规则，容积缩小不能扩张，可有憩室样改变。

排泄性尿路造影：85%显示一侧肾脏结核病变。晚期病例有对侧肾积水，肾功能减退。膀胱造影见膀胱边缘毛糙，不光滑。

3. 鉴别诊断

（1）非特异性膀胱炎：常见于女性，特别是新婚妇女。两者均有尿频、尿急、尿痛、血尿和脓尿。但膀胱炎如果伴有肾盂肾炎，患者有发热和腰痛，耻骨上区有压痛，中段尿细菌培养阳性。排泄性尿路造影，肾脏无破坏性病变。用抗生素治疗后效果明显。

（2）尿道综合征：尿道综合征见于女性，除有尿频、尿急、尿痛外，多伴有下腹部或耻骨上区疼痛，外阴痒。常由于劳累、饮水少或性交后，导致急性发作。膀胱镜检查，膀胱黏膜光滑，色泽较暗，血管清晰。三角区血管模糊不清，结构紊乱，由于反复炎症损害而变苍白。排泄性尿路造影，肾脏无异常发现。

（3）膀胱结石：由于结石的刺激和损伤，有尿频、尿急和尿痛。但膀胱结石有排尿困难，其特点是突然尿中断，改变体位后排尿困难及疼痛可以缓解。膀胱区平片显示不透光阴影。膀胱镜检查可以直接看到结石。

（4）血吸虫性膀胱炎：虽也有膀胱壁线样钙化，但泌尿生殖系统和腹腔、盆腔无其他结核钙化灶。

（5）盆腔肿瘤：原发性盆腔肿瘤边界多较清，转移性肿瘤边缘可模糊，但无论哪种肿瘤，都少有钙化和内瘘形成，也极少突破膀胱内膜，形成腔内肿块。

（6）盆腔细菌性脓肿：细菌性脓肿与结核性脓肿均为炎性肿块，前者起病急，变化快，临床、实验室检查有相应发现，影像检查无明显钙化。

4. 临床评价

平片除发现结核性钙化外，对显示病变的解剖细节价值有限。由于多数患者肾功能受损明显，常规顺行尿路造影虽能了解内瘘的结构、走向，但不能显示膀胱周围病灶全貌，且对尿路感染者应慎用创伤性检查。CT的优势不仅在于显示病灶解剖细节，对钙化的显示能力也明显高于其他成像手段，是诊断本病的最佳手段，若要观察内瘘的具体方向，还应与膀胱造影相结合。MRI在定位和了解病理成分方面有一定优势，尤其适用于碘过敏或肾功能明显受损者，但对特征性钙化的显示能力不足。

三、前列腺增生和肿瘤

1. 临床特点

前列腺增生是男性老年人常见的多发病，为腺体组织增生。增生后可引起膀胱颈梗阻，最终导致肾功能受损。前列腺癌比较少见，一般发生在 40 岁以后，发病率随年龄增长而升高。前列腺增生多累及侧叶及中叶。前列腺癌多发生在后叶。主要症状为排尿困难，有时有局部疼痛。此外，可发生尿频、尿急、尿失禁、血尿、急性尿潴留以及慢性尿毒症。前列腺癌可出现骨转移的临床征象。

2. X 线表现

膀胱底部因前列腺增生而造成向上的压迹（图 6-12）。早期压迹可不明显。后期肿块较大，膀胱可完全被推向上移位，底部压迹明显，甚至突入膀胱腔内，而需同膀胱本身肿瘤相鉴别。前列腺癌多起于后叶，位置比较低，早期常不引起膀胱变化，晚期膀胱壁受浸润而僵直，并可发生偏侧性压迹。此外，由于膀胱颈梗阻，可见膀胱内小梁形成，有小室或多发憩室。

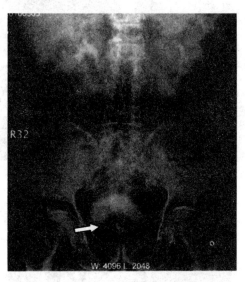

图 6-12　前列腺增生
前列腺体积增大，膀胱见充盈缺损，边界光滑、清晰（箭头）

3. 鉴别诊断

主要与前列腺周围的组织肿瘤性病变侵犯前列腺导致的前列腺体积增大鉴别。CT 与 MRI 可明确定位，并对良性前列腺增生与前列腺癌可鉴别。必要时临床穿刺可明确诊断。

4. 临床评价

前列腺增生与肿瘤在 X 线表现为前列腺体积增大引起的膀胱充盈改变，在 X 线表现上鉴别诊断非常困难，CT 与 MRI 表现可准确定位，并对肿瘤进行分期，对鉴别诊断有很大价值。

第四节　肾上腺肿瘤

一、皮质醇增多症

1. 临床特点

本症指库欣综合征。可发生在男、女任何年龄，最常见于中年女性。库欣综合征主要表现向心性肥胖，面部大量脂肪堆积而呈"满月脸"，皮肤紫纹、高血压、闭经、多毛、阴蒂肥大、痤疮、糖尿病、葡萄糖耐量降低、骨质疏松或阳痿等。依病因可分为垂体性、异位性、肾上腺性。肾上腺性通常由于肾上腺皮质增生、肾上腺皮质腺瘤或皮质癌所致。

2. X 线表现

腹部平片：一般无特殊表现，诊断价值不大。骨骼系统照片部分病例可见普遍骨质稀疏。

腹膜后充气造影：具有一定诊断价值，肾上腺轮廓饱满。两侧缘膨隆，失去正常肾上腺边缘内凹之形状，密度均匀。如同时断层摄影，影像显示更好。

3. 鉴别诊断

鉴别诊断需依赖于临床症状和实验室检查资料。

4. 临床评价

本病原因多，X 线检查不作为临床的首选。影像学检查依赖于 CT、MRI 检查。CT、MRI 能清楚显示肾上腺病变的大小、形态、有无坏死及其与邻近脏器的关系（图6-13）。此外，CT、MRI 动态增强检查对于肿瘤的鉴别有重要价值，肾上腺腺瘤多为速升速降；MRI 正反相位诊断富脂腺瘤等。MRI 是诊断垂体病变的首选。

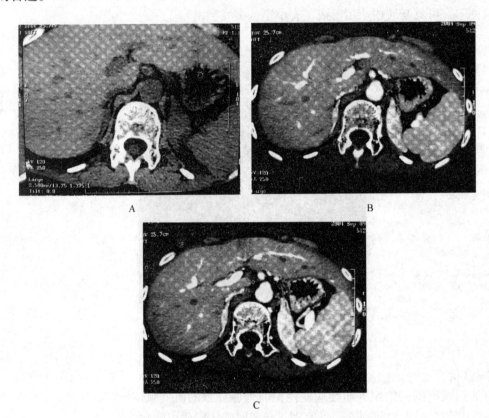

图6-13 皮质醇增多症
女性，20岁，原发性闭经。CT 示双侧肾上腺体积明显增大，左侧明显，左侧肾上腺可见坏死区

二、嗜铬细胞瘤

1. 临床特点

嗜铬细胞瘤是一种产生儿茶酚胺的肿瘤，起源于交感神经系统。10% 位于肾上腺之外，本节讨论肾上腺嗜铬细胞瘤。本病好发于 20 ~ 50 岁，男女发病率相等，90% 为良性。肿瘤直径 1 ~ 10cm 不等，分叶状，有包膜，质较硬，瘤组织可有出血及囊变。临床上，典型表现为阵发性高血压、头痛、心悸、多汗和皮肤苍白，发作数分钟后症状缓解。实验室检查可发现血或尿儿茶酚胺增高。

2. X 线表现

腹部 KUB 及 IVU：肿瘤较大时，肾上腺区见软组织肿块影，部分肿瘤可见钙化影。IVU 示肾盂肾盏受压变形，肾脏可受压下移，肾轴旋转。

腹膜后充气造影：常显示肾上腺增大致密，正常结构消失，呈圆形、团块状，边缘膨隆呈波浪状，典型者可见"尖顶"征。

3. 鉴别诊断

临床疑为嗜铬细胞瘤患者，当 CT 检查发现肾上腺较大肿块，密度均一或不均并有实体部分明显强化，结合临床和实验室检查，通常可做出准确定位和定性诊断。

4. 临床评价

本病常规 X 线检查不能准确定性诊断。CT 和 MRI 有特征性表现。CT 表现为肾上腺区较大肿块，偶为双侧性，肿瘤通常为圆形或卵圆形，较小的肿瘤密度均一，类似肾脏密度，较大的肿瘤常因陈旧性出血、坏死而密度不均，增强检查时. 肿瘤实体明显强化（图 6-14）。MRI 的 T_1WI 信号强度类似肌肉，T_2WI 信号明显增高，甚至可高于脂肪，当肿瘤内有坏死时，表现为肿瘤中心在 T_1WI 和 T_2WI 均有高信号灶。因肿瘤内不含脂肪，因而在反相位成像时，其信号强度无减低。

CT 和 MRI 检查能同样准确地发现肾上腺嗜铬细胞瘤并显示其特征，结合临床和实验室检查均可做出准确定性诊断。但是，MRI 无造影剂所致的不良反应，且有肿瘤特异性表现，优于 CT。

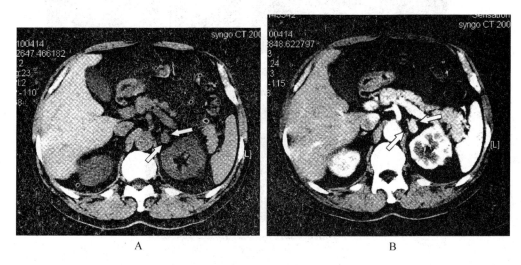

图 6-14 左侧肾上腺嗜铬细胞瘤
CT 示左侧肾上腺软组织肿块影，密度欠均匀，增强后明显强化，可见坏死区

三、神经母细胞瘤

1. 临床特点

神经母细胞瘤为起源于交感神经节和肾上腺髓质的恶性肿瘤，介于交感神经母细胞和交感神经节细胞之间的细胞类型所发生的肿瘤。神经母细胞瘤为儿童常见的恶性肿瘤之一，多见于 3 岁以下婴幼儿。男孩多见，偶有少年发病，成人罕见，偶为家族性。以无痛性腹部包块多见。由于转移发生早表现常多样化，常有消瘦、贫血、淋巴结肿大、低热等。骨转移尤为多见，可见骨痛、运动障碍等，以及骨髓受累症状。部分患者可出现儿茶酚胺增多相关症状。此外，腹泻亦为常见。

2. X 线表现

KUB：约半数病例可显示钙化。钙化位于肾上腺区，呈颗粒状或片状细小钙化影。偶尔腹膜后转移淋巴结也显示同样钙化。巨大肿瘤可推移胃肠道，患侧密度增高。此外，骨骼平片上常见成骨型、溶骨型或混合型骨转移性改变。

静脉尿路造影：仅见肾脏受压移位，肾盂肾盏一般不受侵蚀，但也有扭曲变形。

腹膜后充气造影：如肿瘤局限于肾上腺髓质，多可显示患侧肾上腺区肿块影。

3. 鉴别诊断

肾胚胎瘤：肾胚胎瘤的发病年龄较神经母细胞瘤大，腹部平片上肿瘤钙化率也低于后者，此外肾胚胎瘤常侵及肾盂肾盏，而神经母细胞瘤仅引起肾脏受压移位，肾盂肾盏不受侵犯。

腹膜后畸胎瘤：腹膜后畸胎瘤在腹部平片上也常有钙化，但常显示为未成熟骨骼、牙齿或成堆钙化，神经母细胞瘤钙化散在、细小。此外神经母细胞瘤常有骨骼转移也为鉴别要点。

4. 临床评价

本病 X 线表现缺乏特异性，仅能显示病灶内的钙化，肿瘤较大时可观察到肾脏受压。CT 表现为不规则形实性肿块，常较大，呈软组织密度，常并发出血、坏死或钙化（图6-15）。钙化以斑点状最为常见，亦可见环形或斑状钙化，化疗后钙化更明显。少数仅为软组织或脂肪密度。无钙化，诊断困难。

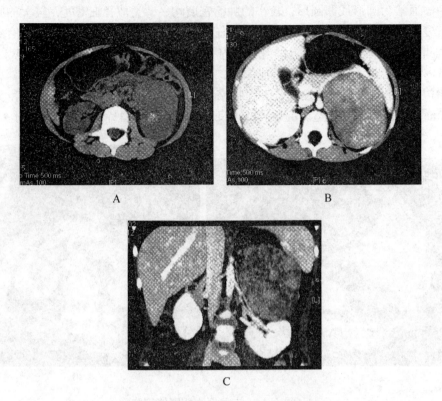

A　　　　　　　　　B

C

图 6-15　左侧肾上腺神经母细胞瘤
CT 示左侧肾上腺巨大肿块影，密度不均，可见颗粒样钙化，
增强后不规则明显强化，冠状位重建示左肾受压下移

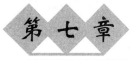

骨骼与关节疾病 MRI 诊断

第一节 骨创伤

骨创伤包括骨折、骨挫伤及应力骨折。

骨折是骨的连续性中断，包括骨皮质和骨小梁的折断、扭曲和嵌插。骨折常伴有周围软组织、韧带的损伤及骨髓挫伤。完全性或伴有移位的骨折检查以传统 X 线和 CT 为优势，而对不全性和微细或称之为隐匿性的骨折及周围软组织、韧带损伤、骨髓挫伤、关节及关节软骨损伤等，则 MRI 检查可以弥补传统 X 线和 CT 的不足。

一、MRI 诊断要点

1. 完全性或移位骨折

X 线可见骨折线，骨皮质的折断。T_1WI 和 T_2WI 均为低信号的正常骨皮质的连续性中断，其间夹有 T_1WI 和 T_2WI 高信号影。骨小梁的折断在高信号骨髓内可见 T_1WI 呈线状低信号混在同样为低信号的骨髓水肿中，T_2WI 和 STIR 显示更为清楚，表现为高信号水肿带内的线状低信号影，宽度 > 3mm 或骨折端有明显移位。局部软组织有 T_1WI 和 T_2WI 均为高信号的血肿及 T_1WI 低信号而 T_2WI 高信号的水肿相混的混杂信号肿块影。

2. 应力性和微细骨折

T_2WI 呈细线状低信号，局部可伴有轻度骨髓水肿改变。在常规 X 线片上看不到或仅可见局部轻微骨质硬化。

3. 骨挫伤

主要为骨髓水肿，表现为局部 T_1WI 轻微低信号，T_2WI 和 STIR 像高信号，边界不清。

4. 骨软骨骨折

T_1WI 和 T_2WI 可见低信号骨折线通过生长骺板、累及干骺端或骨骺，尤其是 SPGR、GRE 等梯度回波序列显示更佳。另一种骨软骨骨折为骨折线穿过关节软骨。累及生长骺板和 / 或骨骺的骨软骨骨折可分为七型（图 7-1）。

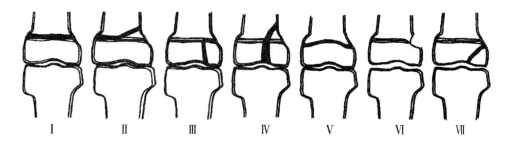

图 7-1 骨软骨骨折的分型示意图
I. 骨折通过生长板；II. 骨折通过生长板和干骺端；III. 骨折通过生长板和骨骺；IV. 骨折通过生长板、干骺端和骨骺；V. 压缩骨折通过生长板；VI. 骨折形成生长板、干骺端和骨骺缺损；VII. 骨折通过骨骺并累及关节软骨

二、MRI 鉴别诊断

生长骺线误为骨折：除应熟悉骨骼的解剖之外，生长骺线在 T_1WI 和 T_2WI 为中等或稍高信号，SPGR 为高信号，而骨折线在 T_1WI 和 T_2WI 均为低信号。

第二节　化脓性骨髓炎

一、概述

化脓性细菌感染骨髓、骨质和骨膜而引起的炎症称化脓性骨髓炎，是一种常见病，常反复发作，经年不愈。本病的感染途径有三：

1. 细菌从身体其他部位的化脓性病灶经血流传播至骨骼，称血源性骨髓炎。

2. 由开放性骨折直接感染而引起。

3. 邻近软组织感染直接蔓延到骨髓所致。按病程分为急性和慢性。其中，血源性骨髓炎具有典型的病理变化和临床症状，最为常见，危害也最大，本节着重讲述。

本病可见于任何年龄，10 岁以下好发，男性多见。生长期管状长骨的干骺端是其好发部位，尤易累及胫骨上、下端，股骨下端和肱骨上端等部位。管状长骨的男女发病率为 3.8 : 1。也可见于骨干、骨膜甚至于骨骺。

最常见的致病菌是金黄色葡萄球菌，其次是溶血性链球菌，绿脓杆菌、肺炎双球菌等都可引起骨髓炎。

生长期管状长骨的干骺端血运丰富，毛细血管弯曲，细菌易于停留而发生血源性感染。感染常常是由骨髓组织开始。早期出现充血、毛细血管通透性增加及水肿，局部很快有白细胞浸润及渗出液。不久，白细胞被细菌及其产物所破坏并被蛋白溶酶溶解，与坏死组织一起形成化脓性病灶。沿骨松质血管和淋巴管或直接向骨干迅速扩展，脓液充满骨髓间隙。周围软组织同样出现充血及水肿。脓液可突破较薄的骨皮质波及骨膜下，沿骨皮质外扩展，使骨膜与骨干分离。骨膜内层受到刺激开始出现成骨反应。血源性骨髓炎的病理特点是骨质破坏、坏死和新骨形成相互并行。早期以破坏、坏死为主，后期以新骨形成为主。

因儿童骺软骨未闭合，对化脓性感染有相当的抵抗力，故化脓性病灶很少能穿破骺板而累及骨骺。但成人骺板已闭合，则失去这种屏障。

二、临床表现

起病急，有明显中毒症状：全身不适，寒战、高热，体温在 39℃以上。局部剧痛，皮温升高，有深压痛；当皮肤出现水肿、发红，多表示已形成骨膜下脓肿。脓肿穿破骨膜进入软组织后，压力减轻，疼痛缓解。

化验检查：白细胞计数升高，中性粒细胞升高；血培养可为阳性。

三、MRI 表现

早期骨髓的充血、水肿在 T_2 加权像上表现敏感，为高信号，边界不清；T_1 加权像上为低信号。骨膜下的脓肿表现为液性信号。新生的及硬化的骨质 T_1、T_2 加权均为低信号。皮质性的死骨除硬化骨外，T_1 加权呈低到高信号；T_2 加权为高信号。Gd-DTPA 增强，呈对比性强化。

急性骨髓炎的早期诊断对治疗和预后有决定性的意义。起病 10 ～ 14dX 线片常无明显异常。CT 较之可提早发现病灶。核素扫描过去认为较为敏感，起病后 48h 即可显示。MRI 的敏感性更高于核素扫描，虽其信号不具有特异性，但结合临床资料，做到早期诊断是完全有可能的。

四、诊断要点

1. 儿童，急性起病，有寒战、高热等全身中毒症状。

2. 局部持续剧痛，深压痛。

3. 白细胞计数升高。

4. MRI 表现为干骺端及骨髓中 T_2 加权边界不清的高信号，T_1 加权低信号。周围软组织呈水肿信号。Gd-DTPA 增强为对比性强化。

五、鉴别诊断

1. 软组织感染：临床症状相似，但 MRI 上不累及干骺端和骨髓。

2. 骨恶性肿瘤特别是尤文肉瘤：临床可有发热、白细胞计数升高，但尤文肉瘤放射治疗颇为敏感，而且主要累及骨干，MRI 上 T_1 加权呈大片均匀低信号，边界较清，看不见脓液，但有软组织肿块。

第三节　骨结核

绝大多数（95% 以上）骨关节结核继发于肺结核。脊柱结核最为多见，约占 76.2%，其次为足骨、手骨，两者共 16.62%，说明短骨结核明显比长骨结核多见。掌骨发病率高于指骨，在足部，第一跖骨和大脚趾骨结核最常见，为其他跖趾骨发病的总和。骨结核多见于儿童及青年。

一、脊柱结核

脊柱结核是最常见的骨结核，80% 以上继发于肺结核，好发于青少年，但目前 60 岁以上发病率呈明显上升趋势，为另一发病高峰。

MRI 诊断要点：

1. 椎体及附件改变

腰椎是脊柱结核最好发的部位，其次是颈椎和胸椎。多椎体受累是脊椎结核的一个重要特点，而且以椎间盘两侧对应部分为主。亦可经椎旁组织侵犯至不相邻椎体。附件受累机会较少，单纯附件的结核则更少见。信号特点：在 T_1WI 上椎体及附件的破坏呈低至稍高信号，在 T_2WI 上，多数呈不均匀高信号，少数呈稍高信号。椎体变扁或呈楔形、不规则形，且多呈不均匀强化（图 7-2）。

2. 椎间盘改变

椎间盘改变主要包括椎间盘破坏，椎间隙变窄或消失。在 T_1WI 上多呈低信号，部分可呈稍高信号。在 T_2WI 上多数呈不均匀高信号，少数可呈不均匀等至低信号，在冠、矢状面上低信号裂隙消失。增强扫描呈不均匀强化。

3. 椎旁软组织改变

半数以上的脊椎结核有椎旁软组织肿胀或肿块，多数形成脓肿，而且体积较大。增强扫描实性部分有强化，形成脓腔的部分则不强化。脓肿壁增强，多呈环形强化。

4. 硬膜囊及脊髓改变

硬膜囊受压较常见，可为椎旁脓肿或变形椎体压迫。脊髓受压水肿在 T_2WI 上呈高信号，边界不清晰。

5. 强化特点

受累椎体、椎间盘、椎旁软组织均可有不均匀强化。受累椎体强化早于椎间盘，这与化脓性脊柱炎相反，具有一定特异性。

根据发病部位不同脊柱结核可分为椎体型和附件型，前者常见。椎体型又分为中心型、边缘型和骨膜下型。

1. 椎体型

（1）中心型：多见于儿童，以胸椎多见。病变原发于椎体内骨松质。破坏常从椎体中心近前方开始，破坏区较小时仅表现为椎体内不规则骨质缺损，T_1WI 呈低信号，T_2WI 呈高信号，周围骨质可有不同程度的水肿。病变进一步发展可引起椎体塌陷变扁，破坏区内可有不规则的低信号钙化灶，以 T_2WI 明显。由于病变可较长时间局限于椎体内而不侵犯椎间盘，故椎间隙保持正常。后期病变穿破椎体骨皮质时可合并椎旁脓肿，呈 T_1WI 低信号、T_2WI 高信号的梭形块影，脓肿壁可有 T_1WI、T_2WI 均为低信号的钙化。增强扫描脓肿壁强化而脓腔内无强化。

（2）边缘型：也称为干酪型，为最常见类型。多见于成人，以腰椎多见。病变原发于椎体的骨骺部即与椎间盘相邻的上下椎体面。MRI 表现为椎体骨质不同程度的缺损，骨破坏始于椎体的上下面和前缘，骨破坏明显时椎体压缩、楔形变。椎间盘较易受侵犯，椎间盘受累时表现为椎间盘 T_1WI 信号减低、T_2WI 信号增高，椎间盘部分缺损或完全破坏消失，椎间隙变窄以至消失、椎体融合（图 7-3）。可合并椎旁脓肿及腰大肌脓肿形成，增强扫描脓肿壁强化，椎体破坏区见不规则强化。

（3）骨膜下型：病变起自椎体前方骨膜下，病变发展破坏椎体前缘骨质及骨膜并侵及前纵韧带，沿前纵韧带下蔓延而形成椎旁脓肿。易侵犯多个椎体，形成多个椎体前缘凹陷形骨质缺损。椎间盘可较长时间保持不受侵犯，故椎间隙变窄可不明显。

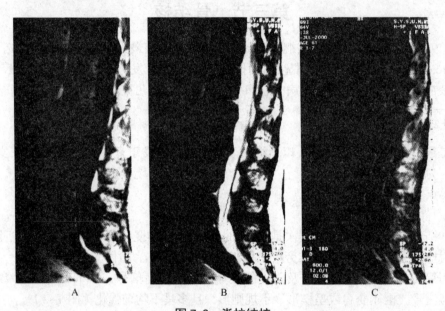

图 7-2 脊柱结核

腰 2、3 椎体结核，平扫矢状 T_1WI、T_2WI（A、B）示腰 2、3 椎体骨质破坏，T_1WI 呈低信号，T_2WI 呈不均匀高信号，椎间隙变窄，椎间盘 T_1WI 信号减低、T_2WI 信号增高，形态不规则；增强扫描 T_1WI（C）示破坏区及椎间盘不均匀强化。椎旁软组织轻度肿胀

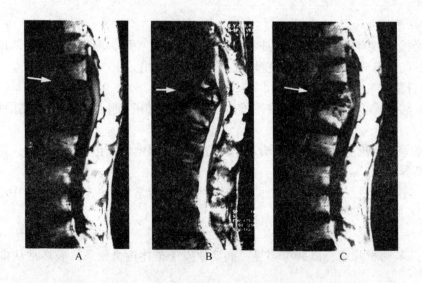

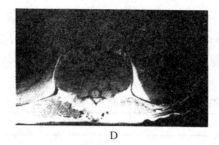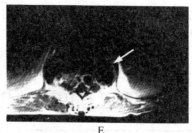

图 7-3　胸 12、腰 1 椎体结核

矢状 T_1WI、T_2WI 及增强扫描矢状 T_1WI、横断 T_1WI 及增强扫描横断 T_2WI
（A ~ E）示胸 12、腰 1 椎体骨质破坏，椎间盘破坏，椎间隙变窄，并明
显椎旁脓肿形成，破坏区及椎旁脓肿呈片状及环形强化（↑）

2. 附件型

脊柱结核的少见表现，多发生于成年人。病变局限于椎弓根、椎板、棘突及横突。表现为附件不规则破坏，易合并椎旁脓肿形成。椎体及椎间盘可保持完整。

其他少见结核有单椎体结核、多椎体破坏而椎间盘完好、多椎体跳跃式受累及棘突单独受累等形式。

脊柱结核的并发改变常有脊柱弯曲、成角畸形。椎旁脓肿常呈梭形、对称性，因重力关系，脓肿可向下发展至远离原发病灶的部位，脓肿亦可向后位于椎管内、硬膜外。病变周围可形成结核性肉芽肿而成不规则实性块影，T_1WI 呈低信号，T_2WI 呈中等或稍高信号，增强扫描明显强化。

二、短骨结核

短骨结核呈明显膨胀性骨质破坏，其内信号不均，T_1WI 呈不均匀低信号，T_2WI 呈不均匀高信号。骨膜反应增生明显。增强扫描破坏区内呈明显不均匀强化。因邻近软组织较薄，冷脓肿形成后易侵及皮肤形成窦道。

三、长骨结核

长骨结核分为骨骺干骺端型及骨干型。前者表现为骨骺或干骺端内局限性骨质破坏，骨骺破坏区常位于骨骺中央，而干骺端破坏区多位于边缘部，破坏边界较清楚，破坏区内 T_1WI 呈低信号，T_2WI 呈高信号，如有死骨则信号可不均匀，但 MRI 对显示细小死骨不敏感。一般无骨膜反应增生，无软组织肿块形成。邻近软组织可见萎缩。骨骺结核易累及关节，出现关节结核的表现。骨干结核罕见。

四、鉴别诊断

1. 转移瘤

多发椎体结核需与转移瘤鉴别。转移瘤常为溶骨性或成骨性，可累及附件，而椎体结核较少累及附件。转移瘤侵及软组织时形成软组织肿块，实性，强化明显，常偏于一侧明显，部位邻近病变椎体（表 7-1）。

表 7-1　脊柱结核与转移瘤鉴别

	结核	转移瘤
年龄	偏低，好发于儿童及青少年	偏大，老年人多见
病史	肺结核病史	原发恶性肿瘤病史
椎间盘受累	多数受累	一般不受累
椎体破坏	以受累椎间盘两侧对应部分为主，连续受累多见，且前部受累多较重	跳跃性分布多见，且前后分布无差异
附件受累	较少见	多见
椎旁脓肿	多见	无

2. 化脓性脊柱炎

在急性期，化脓性脊柱炎与脊椎结核起病早期的 MRI 表现非常相似，一般认为仅依靠 MRI 表现难以鉴别二者。但前者多继发于肺结核，而后者多继发于椎间盘穿刺或手术以及身体其他部位的化脓性感染，急性期常有高热、局部剧痛、脊柱活动受限等表现，血液检查常提示白细胞增多，血沉加快。可能对鉴别诊断具有一定的提示作用（表 7-2）。

表 7-2　脊柱结核与化脓性脊柱炎的鉴别诊断

	脊柱结核	化脓性脊柱炎
病史	多有肺结核病史	椎间盘手术、穿刺或身体其他部位的化脓性感染史
受累椎体及椎间盘信号	T_1WI 低至轻度高信号，T_2WI 不均匀高信号或稍高信号	T_1WI 低信号，T_2WI 呈不均匀高信号
椎体与椎间盘破坏程度	椎体大于椎间盘	椎间盘大于椎体
椎间隙变窄	较晚而轻	较早而重
强化特点	受累椎体强化早于椎间盘	受累椎间盘强化早于椎体
椎旁软组织	肿块较大，多数形成脓肿	肿块较小，很少形成脓肿
脊髓改变	受压变性，范围较小	感染多见，范围较广，边界不清

3. 内生软骨瘤

发生于短骨者亦呈膨胀性骨破坏，需与短骨结核鉴别。但前者邻近软组织常无改变，即使穿破骨皮质突入邻近软组织，其边界亦清楚，无明显骨膜增生，瘤内可见软骨钙化，信号不均匀。

4. 软骨母细胞瘤

单从 MRI 表现二者较难区别，需结合 X 线平片或 CT 检查，软骨母细胞瘤边界清楚，边缘呈花边状，可有硬化边，瘤内可见不同程度的钙化。骨骺结核 X 线平片上破坏区较模糊，无硬化边。

第四节　骨缺血性坏死

骨缺血性坏死（ischemic necrosis of bone）是由多种原因引起骨部分或完全性缺血而导致的一类疾病。最常见于股骨头，亦可见于肱骨头、腕骨等，这里以股骨头缺血性坏死为例介绍本病的 MRI 诊断。股骨头是骨缺血性坏死最常见的发病部位。MRI 是早期诊断该病最敏感、最特异的影像学方法。

一、MRI 诊断要点

1. MRI 分型及分期

根据坏死股骨头的信号特点，可将股骨头缺血性坏死分为四型，即脂样型、血样型、水样型和纤维型。

（1）脂样型（A 型）：其特征为包绕在代表硬化反应缘的低信号以内的病变区，如同正常的脂肪样信号，即 T_1WI 上为高信号，T_2WI 上为中等信号，形成所谓双线征（double line sign）。此为股骨头缺血性坏死早期的特征性变化。其中，高信号区代表还是以脂肪性骨髓成分为主的坏死区；低信号带或环则代表坏死区与活骨组织的分界。

（2）血样型（B 型）：即在 T_1WI 及 T_2WI 上坏死区均表现为类似于亚急性血肿的高信号。这表明修复过程已开始，大量的毛细血管增生，此时增强明显强化。

（3）水样型（C 型）：当股骨头内的脂质成分被修复过程中增生的肉芽组织或纤维组织替代而减少，以及修复反应造成坏死区组织水肿时，T_1WI 上表现为低信号，T_2WI 呈高信号。增强后为不均匀强化。

（4）纤维型（D 型）：修复晚期，坏死区完全成为纤维组织或硬化骨组织，因而在 T_1WI 及 T_2WI 上均为低信号。增强后为轻度强化（纤维组织）或不强化（骨组织）。

在 MRI 诊断中，一般主张将股骨头缺血性坏死分为三期，即早期（脂样型）、中期（包括血样型和水样型）及晚期（纤维型）。

2. 关节腔积液股骨头缺血性坏死合并关节腔积液的发生率相当高，达 60% ~ 100%。关节腔积液对早期诊断股骨头缺血性坏死有重要意义，而且积液量的增多与病变进展相关，表现为关节腔内长 T_1、长 T_2 信号区。

3. 承重关节面塌陷属于病变晚期的表现。

4. 关节退行性变

主要表现为关节软骨变性，T_2WI 上软骨内出现条状或点状高信号区，关节软骨变薄、缺损，关节间隙变窄及骨质增生、骨赘等，这也是属于病变晚期的表现。

5. 增强扫描

是早期发现病变、区分坏死组织与有存活能力组织的有效方法。病变中增强的部分代表有活性的组织，无强化的部分代表早期干性脂肪坏死骨髓、进展期嗜伊红样坏死骨髓及伴小梁微骨折的坏死骨髓。

股骨头坏死的范围与塌陷相关，Steiberg 等将坏死范围概念引入股骨头缺血性坏死分期系统，加以定量，坏死范围 < 15% 为轻型，坏死范围在 15% ~ 30% 为中型，坏死范围 > 30% 为重型。Betran 等发现，坏死范围 < 25% 的很少发生塌陷，范围 > 50% 的病灶塌陷的可能性增加。

二、鉴别诊断

髋关节一过性骨质疏松是一种少见的疾病，以髋部不明原因的疼痛为主要临床症状。X 线表现为股骨头、颈部骨质疏松。MRI 显示在股骨头、颈部呈弥漫性信号异常，即 T_1WI 为低信号，T_2WI 呈高信号，而且这种异常信号还向股骨干方向延伸。这与骨髓水肿型的股骨头缺血性坏死的 MR 影像相似，但无关节面的塌陷、变形，且前者为一种自限性疾病，其 MRI 变化可在 6 ~ 10 个月内完全恢复正常。因此，MRI 随访对鉴别诊断具有重要意义。

第八章 甲状腺超声诊断

第一节 解剖生理与正常声像图

一、解剖与生理概要

甲状腺（thyroid）是人体最大的内分泌腺体，合成的甲状腺激素包括甲状腺素（T_4）和三碘甲状腺原氨酸（T_3）。甲状腺位于气管前，分左右两叶，由峡部连着，上端达到甲状腺软骨中部，下端在第六气管软骨环，峡部位于第二和第三气管软骨环之前，厚度因人而异，有的人峡部不发达，只见结缔组织。

甲状腺重 12～20g，每侧叶长 3～6cm，宽 2～3cm，厚 1～2cm；峡部高、宽各约 2cm，厚约 0.2cm。每叶又分为上下两极、内外两面和前后两缘，呈下宽上尖的锥体形。有些人峡部有一垂直向下的锥体叶，长短不一，长者可达到舌骨，为胎生初期甲状腺舌管的残余物，随年龄增长而萎缩。

甲状腺血管分为动脉和静脉，上、下动脉和静脉伴行。甲状腺的血流供应非常丰富，主要来自两侧的甲状腺上动脉和甲状腺下动脉，甲状腺上动脉是颈外动脉第一分支，沿喉侧下行，到达甲状腺两叶上极时，分成前后支进入腺体的前、背面。

甲状腺下动脉起自锁骨下动脉，呈弓形横过颈总动脉后方，再分支进入甲状腺两叶的背面。有的人可有不对称的甲状腺最下动脉，起自头臂干或主动脉弓，在气管前面上行至甲状腺峡部或一叶下极。甲状腺共有三对静脉，即甲状腺上静脉、中静脉和下静脉。甲状腺上静脉自甲状腺上部发出，与甲状腺上动脉并行，并注入颈内静脉，或在颈总动脉分支处注入面总静脉。甲状腺中静脉有的缺如，有的很粗，常自甲状腺侧叶的中下 1/3 交界处发出，向外直注颈内静脉。甲状腺下静脉自甲状腺下方发出，分别注入左右无名静脉。

在气管和食管间两侧的沟内有喉返神经通过。喉返神经起自迷走神经，上行至甲状腺两叶的背面交错于甲状腺下动脉之间。喉上神经亦起自迷走神经，分内、外两支，内支为感觉支，经甲状舌骨膜而进入喉内，分布在喉的黏膜上；外支为运动支，下行分布至环甲肌，与甲状腺上动脉贴近。

甲状腺的淋巴管网极为丰富，引流的淋巴结较多，汇合流入沿颈内静脉排列的颈深淋巴结。气管前、甲状腺峡上方的淋巴结和气管旁、喉返神经周围淋巴结也收集来自甲状腺的淋巴。

甲状旁腺位于甲状腺两侧叶背面内侧，数目不定，一般有四枚。腺体呈圆形或卵圆形，扁平，长 5～6mm，宽 3～4mm，厚约 2mm，重 30～45mg，黄褐色，质软。上甲状旁腺的位置较固定，位于甲状腺两侧背面上 1/3 与中 1/3 交界处，相当环状软骨下缘的平面。下甲状旁腺的位置不定，通常位于两叶背面，在下极下方约一横指处。

甲状腺功能主要分泌甲状腺激素和降钙素。由食物中摄入的无机碘化物经胃肠道吸收进入血液，迅速被甲状腺摄取浓集。然后即借过氧化酶作用由无机碘化物释放出高活性游离碘；继借碘化酶作用，又迅速与酪氨酸结合成一碘酪氨酸（T_1）和二碘酪氨酸（T_2）。1 个分子的 T_1 和 T_2 耦联成三碘甲状腺原氨酸（T_3）；2 个分子的 T_2 耦联成四碘甲状腺原氨酸（T_4）。T_3 和 T_4 都是甲状腺激素，并与甲状腺球蛋的密切结合，储存在甲状腺滤泡内的胶体中。甲状腺球蛋白的分子较大（分子量约为 680 000），不能透过毛细血管壁，必须经蛋白水解酶作用，甲状腺激素才能与甲状腺球蛋白解离，释放入血液。血液中甲状腺激素 99.5% 以上与血清蛋白结合，其中 90% 为 T_4，10% 为 T_3。T_3 的量虽远少于 T_4，但 T_3 与蛋白结合较松，易于分离，且其活性强而迅速，因而其生理作用较 T_4 高 4～5 倍。

　　甲状腺激素能加速一切细胞的氧化率，全面增高人体的代谢，促进蛋白质、糖和脂肪的分解。如果甲状腺激素增多，会引起人体尿氮排出增加，肝内糖原降低，储蓄脂肪减少，使氧的消耗或热量的放出增加。另外促进尿量排出增多。但甲状腺功能减退时，就会引起人体代谢降低以及体内水的蓄积，临床上出现黏液性水肿表现。下丘脑控制和调节腺垂体（垂体前叶）分泌甲状腺激素合成和分泌（图8-1）。

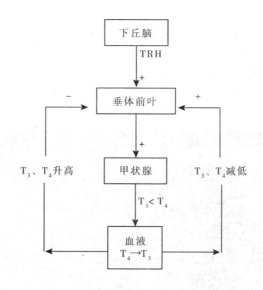

图8-1　调节甲状腺激素分泌的反馈系统
TRH，促甲状腺激素释放激素；TSH，促甲状腺激素；+表示促进；－表示抑制

二、甲状腺正常声像图

（一）甲状腺比邻结构

　　甲状腺两侧叶前方显示的低回声为胸骨舌骨肌及胸骨甲状肌，外前方为胸锁乳突肌，两侧叶后方相对称的低回声为颈长肌，左侧叶颈长肌前方、甲状腺内后缘为食管，颈总动脉位于甲状腺后外方，颈内静脉在颈总动脉外前方。峡部的后方为气管，呈弧形强回声带，后方逐渐衰减呈无回声区。

（二）甲状腺被膜及实质

　　甲状腺横切呈蝶形，左右对称，纵切呈锥体状，上极尖小，下极较平整。甲状腺被膜为一高回声带，实质为细小密集均匀分布的中等回声。

（三）甲状腺血管

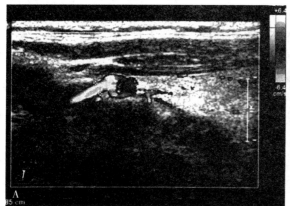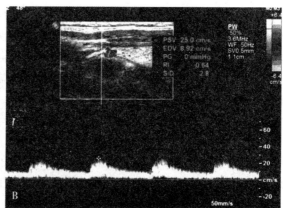

图8-2　正常甲状腺上动脉彩色多普勒显像
A. 彩色多普勒血流显像；B. 多普勒频谱显像

　　甲状腺上动脉为颈外动脉第一分支，向内下方行走到达甲状腺上极后分为前、后、内三支。甲状腺

下动脉起自锁骨下动脉分支甲状颈干，到达甲状腺下极背侧分为上、下两支。甲状腺上、下动脉的平均内径约 2mm，收缩期峰值流速为 20 ～ 30cm/s（图 8-2）。

甲状腺静脉三对。高频彩色多普勒超声检查显示甲状腺内血流分布稀疏呈点状、条状血流信号。

三、甲状腺正常值

正常甲状腺侧叶上下径为 4 ～ 6cm，前后径为 1.5 ～ 2.0cm，左右径为 2.0 ～ 2.5cn，峡部的前后径为 0.2 ～ 0.6cm，左右径为 1.2 ～ 2.0cm，上下径为 1.5 ～ 2.0cm。正常人甲状腺大小变异较大，高瘦者侧叶长径可达 7 ～ 8cm，而矮胖者侧叶长径可小于 5cm。甲状腺侧叶前后径差异相对较小，侧叶前后径不能超过 2cm（图 8-3）。甲状腺测量前后径意义最大，其次是左右径，一般不需测量上下径。

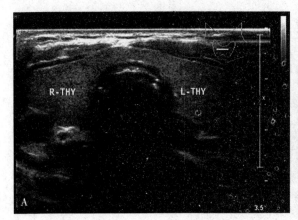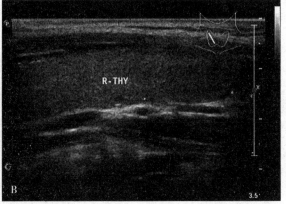

图 8-3 正常甲状腺声像图
A. 甲状腺两侧叶横切二维声像图；B. 甲状腺右侧叶纵切彩色多普勒声像图

第二节 仪器和检查方法

一、仪器

采用高频探头，直接对甲状腺进行探测，最好使用彩色多普勒超声诊断仪。

二、检查方法

采取仰卧位，颈后垫上枕头，使头略向后仰转向对侧，充分暴露颈前区。先从上向下横切扫查，取最大的横切面测量左右甲状腺的前后径；再作左右两侧叶纵切扫查，取最大长径测量上下径。从上向下扫查峡部，显示峡部最厚处测量厚度。需反复从不同的角度对甲状腺进行纵切和横切，仔细观察甲状腺形态、边界、内部回声以及有无结节。对甲状腺内显示异常回声要描述其部位、大小或范围、形状、边界、内部回声、有无钙化及钙化类型等。

甲状腺上动脉的彩色多普勒超声探测：通过颈动脉纵切和横切，显示颈外动脉第一分支即为甲状腺上动脉。

甲状腺下动脉彩色多普勒超声探测：取甲状腺的横切面，在充分暴露甲状腺峡部情况下，在甲状腺外侧颈总动脉深部有一条横向走行的动脉为甲状腺下动脉，然后纵切追踪观察其近端和远端。近端与甲状颈干连接，远端在甲状腺下极背侧分为上下 2 支。

彩色多普勒超声显示甲状腺内的血流供应程度，频谱多普勒测量甲状腺上、下动脉的血流速度、阻力指数等。

第三节　甲状腺先天性发育异常

甲状腺先天性发育异常（thyroid congenitalabnormality）主要是指甲状腺不发育或发育不良、异位甲状腺、甲状腺缺如及甲状腺舌管囊肿。

一、甲状腺不发育或发育不良

甲状腺不发育或发育不良（thyroid no developmentor dysplasia）会造成合成甲状腺激素的一些酶缺乏，导致甲状腺激素的合成发生障碍，临床表现是智力低下，生长发育迟缓和基础代谢低下。T_3 和 T_4 减低，TSH 升高和血清甲状腺球蛋白缺乏。甲状腺不发育的超声表现，在甲状腺部位探查不到甲状腺组织。甲状腺发育不良超声显示甲状腺明显小于正常大小，而结构无明显异常，常并发异位甲状腺。

二、异位甲状腺

异位甲状腺（ectopic thyroid）是一种胚胎发育异常的疾病，女性发病是男性的四倍，异位甲状腺可正常也可发育不良，产生甲状腺功能减退，同时，异位甲状腺也可发生各种疾病。

超声表现：①甲状腺正常部位探查不到甲状腺组织，或显示甲状腺明显小于正常。②可在舌颈部、纵隔、胸骨后缘、心包旁、主动脉旁以及卵巢和腹股沟区探查到异位甲状腺，但异位甲状腺 90% 位于舌根部。③异位甲状腺超声表现与正常甲状腺回声相同，为均匀密集中等回声，边界清楚，显示丰富血流信号。④异位甲状腺发生各种病变时，声像表现类似正常部位甲状腺各种疾病超声图像。

三、甲状腺舌管囊肿

1. 甲状腺舌管囊肿（cyst of thyroglossal duct）

因在胚胎的 3～4 周开始形成甲状腺，在咽底部（相当于舌盲孔处）的内胚胎层增生，当形成甲状舌管后下降到正常甲状腺处，发育成甲状腺峡部和左右叶，而甲状舌管在胚胎 5～6 周时，即开始退化、闭锁、消失。一旦甲状舌管退化停滞，可在出生后有不同程度保留，部分扩张成甲状舌管囊肿。

2. 超声表现

（1）在甲状腺上缘正中或左右侧，显示一个无回声区，包膜完整，内可显示细小浮动光点，部分患者暗区内显示出强回声光点（图 8-4）。

（2）囊肿可圆形，也可不规则形（图 8-5）。

（3）囊肿内有残留的甲状腺组织时，其内可显示正常甲状腺组织结构。

（4）当囊肿并发感染时，内显示大小不等的强光点（图 8-6）。

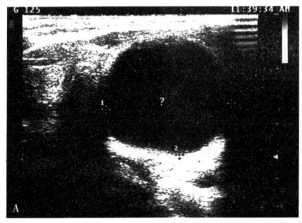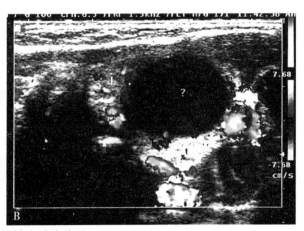

图 8-4　甲状腺舌管囊肿声像图

A. 甲状腺舌管囊肿二维声像图，无回声区，完整包膜；B. 甲状腺舌管囊肿 CDFI，内无血流信号

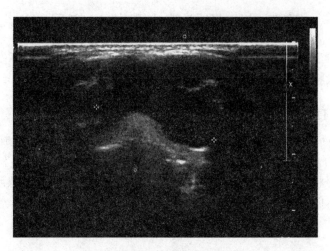

图 8-5　甲状腺舌管囊肿（1）
囊肿形状可以不规则

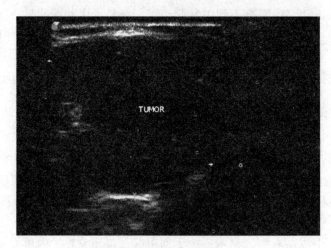

图 8-6　甲状腺舌骨囊肿（2）
并发感染时显示囊内强光点

第四节　单纯性甲状腺肿

　　单纯性甲状腺肿（simple goiter）亦称地方性甲状腺肿或胶样甲状腺肿，在我国山区农村甚多。病变早期，甲状腺为单纯弥漫性肿大，到后期呈多结节性肿大。甲状腺功能一般无改变。

一、病因病理及临床表现

　　碘的缺乏使垂体前叶促甲状腺激素分泌增加，刺激甲状腺使工作过度紧张，因而发生代偿性增生肿大。在离海较远的山区的水和食物，所含碘量不足，造成较多人患此病。特别在青春期、妊娠期、哺乳期和绝经期，身体代谢旺盛，甲状腺激素的需要量增加，碘供应不足，促使甲状腺激素分泌增多，促使甲状腺肿大。部分单纯性甲状腺肿大也可由于甲状腺激素生物合成和分泌过程中某一环节的障碍，使甲状腺物质中的过氯酸盐、硫氰酸盐、硝酸盐等妨碍甲状腺摄取无机碘化物，磺胺类药、硫脲类药及含有硫脲的蔬菜（萝卜、白菜）能阻止甲状腺激素生物合成，增强了垂体前叶促甲状腺激素的分泌，促使甲状腺肿大。有的单纯性甲状腺肿与隐性遗传有关，先天性缺陷过氧化酶或蛋白水解酶，造成甲状腺激素生物合成或分泌的障碍。单纯性甲状腺肿主要病理改变是甲状腺滤泡高度扩张，充满大量胶体，滤泡壁细胞变为扁平，显示出了甲状腺功能不足表现。单纯甲状腺肿一般是整个甲状腺无痛性弥漫性肿大，质软，表面光滑。

二、超声表现

1. 双侧甲状腺呈对称性不同程度弥漫性增大，表面光滑。

2. 轻度单纯性甲状腺肿内部回声均匀，病情较长或病变较重者，内部普遍回声不均匀，回声光点增强（图8-7）。

3. 彩色多普勒表现为双侧甲状腺血流显像无明显改变（图8-8）。

4. 甲状腺上下动脉血流速度、频谱形态无异常。

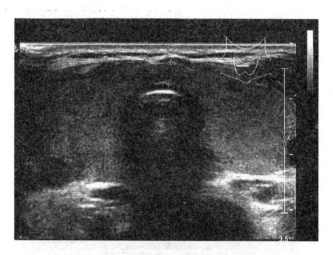

图8-7 轻度单纯性甲状腺肿：弥漫性增大

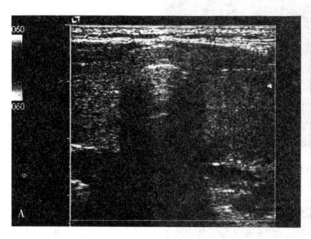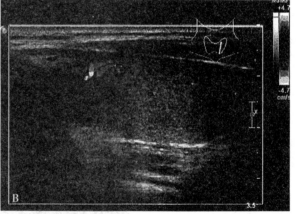

图8-8 单纯性甲状腺肿血流显像无明显改变
A. 横切面显示甲状腺少量血流信号；B. 纵切面显示甲状腺左侧叶血流信号

三、鉴别诊断

1. 与桥本甲状腺炎鉴别

两者均为弥漫性肿大，桥本甲状腺炎回声不均匀，呈网状回声，多以峡部增厚明显。

2. 与毒性甲状腺肿鉴别

毒性甲状腺肿有明显临床表现，彩色多普勒显示内部血流丰富，呈"火海征"，血流速度增快，而单纯性甲状腺肿无这些表现。

第五节　结节性甲状腺肿

结节性甲状腺肿（nodular goiter）是促甲状腺激素（TSH）的长期刺激使甲状腺组织反复增生，从而单纯性甲状腺肿发展到后期就形成单个或多个结节。是一种良性增生性疾病，约占人群的5%。由于病变累及范围及所处病程的不同阶段而表现复杂多样的声像图。结节一般多发，大小不等。

一、病因病理及临床表现

由于长时间反复缺碘、补碘，引起反复甲状腺增生与不均匀复原反应交替进行，从而导致甲状腺肿大甚至变形，结节与纤维组织形成，因所处的病情阶段不同，少数腺上皮增生可形成乳头状结构，结节周围或结节间表现各不相同，结节内部可出血、囊性变、纤维组织增生、钙化、坏死等。临床表现主要是甲状腺两侧叶不对称增大，一般为多结节，大小不等，质地不等，结节太大可有压迫症状。

二、超声表现

两侧甲状腺呈不对称性增大，表面不光滑，腺体内部回声多增粗，内可见一个或多个结节，分布不均匀。结节内部回声多种多样，可呈低回声，等回声及稍高回声。可能与腺泡数量及其内部的胶质含量以及纤维组织所占比例有关。结节也可呈囊性，囊实性，实性，内部可出血（突然明显增大）（图8-9）。边缘和内部可有弧形或颗粒状、斑状钙化伴声影（图8-10，图8-11）。少数腺上皮增生可形成乳头状结构（图8-12）。

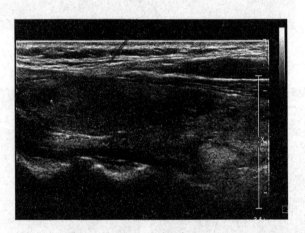

图8-9　结节性甲状腺肿（1）
甲状腺内结节回声强弱不等

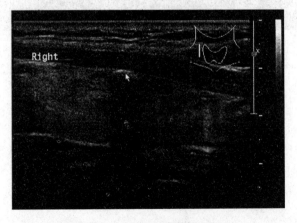

图8-10　结节性甲状腺肿（2）
结节内弧形钙化

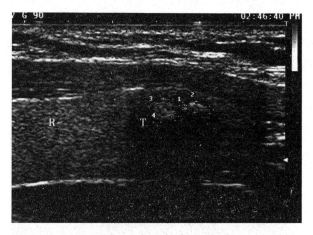

图 8-11　结节性甲状腺肿（3）
结节内强光斑

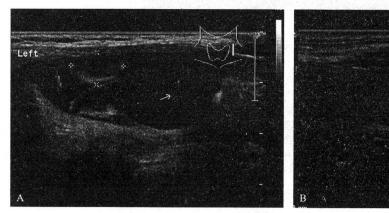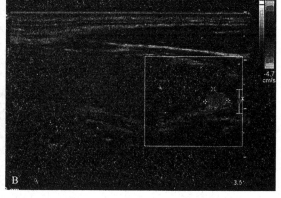

图 8-12　结节性甲状腺肿（4）
结节内乳头状结构。A. 纵切面显示甲状腺左侧叶下极结节内多发乳头状
结构；B. 纵切面显示甲状腺左侧叶下极结节内乳头状结构和网状分格

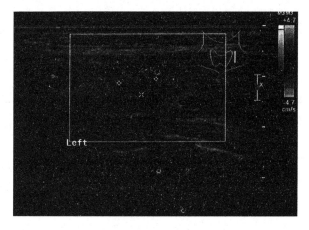

图 8-13　结节性甲状腺肿（5）
结节周边及内部血流多无变化

（1）结节边界清晰，有不完整的包膜。

（2）结节以外的甲状腺组织可均匀，尚均匀或不均匀，或者显示散在的点状或条状的高回声。

（3）结节周围可显示环绕血管，以增生为主的结节内部可见轻度或明显的血流信号，但结节周边血流多于内部血流信号，呈彩球状超声表现；若结节以退化为主，超声图像为囊状、囊实状，结节内多无血流信号或少许血流信号，只显示结节周边血流环绕。显示环绕之后结节周边和内部血流速度多数无变化（图8-13），少数患者可稍增快，阻力指数增高，尤其周边可呈高阻力型频谱，主要原因是肿大的滤泡、增生纤维组织等压迫小的血管所致（图8-14）。

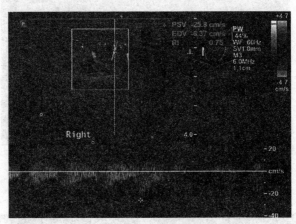

图8-14 结节性甲状腺肿（6）
结节周边高阻力频谱

三、鉴别诊断

结节性甲状腺肿须与甲状腺腺瘤、甲状腺癌进行鉴别（表8-1，表8-2）。

表8-1 结节性甲状腺肿与甲状腺腺瘤鉴别

鉴别点	结节性甲状腺肿	甲状腺腺瘤
数量	多发多见	一般单发
形态	规则或不规则	圆形或椭圆形
边界	清晰或模糊、整齐或不整齐	光滑、有包膜回声
内部回声	多强回声、混合回声或网状回声	多为高回声、囊实回声等
囊性变	常见	常见
晕环	有或无	常有
环绕血管	有或无	常有，大于1/2圈
周边血流阻力指数	可高阻力型	多呈低阻力型
钙化	常见、弧形、颗粒状	少见、粗大

表8-2 结节性甲状腺肿与甲状腺癌鉴别

鉴别点	结节性甲状腺肿	甲状腺癌
数量	一般多发	多为单发
形状	多规则	多规则
边界	多清晰	模糊、不整齐
内部回声	多强回声，可低回声	低回声
囊性变	常见	一般无
晕环	常见	多无
周围血管包绕	常见	无
内部血流	周边血流多于内部	内部血流多于周边
血流阻力指数	多低阻	高阻、少数高速低阻
钙化	常见、粗大、弧形	多为微小钙化
后方回声	无变化、增强	多衰减、少数无变化或增强
颈部淋巴结转移	无	可伴有

特别要强调的是有相当一部分人的结节可出现钙化，需与甲状腺癌的钙化鉴别。增生结节的钙化是由于结节出血或纤维化，类胶质浓缩所致滤泡内钙化以及草酸钙结晶、纤维化区萎缩的滤泡发生钙化、血管壁的小钙化。结节的钙化一般呈弧形、环状、斑块状、粗大点状，极少数可呈小钙化，需结合其他超声图像特征进行分析。

第六节　甲状腺腺瘤

甲状腺腺瘤（adenoma）起源于甲状腺滤泡上皮组织，是甲状腺常见的良性肿瘤，病因不十分清楚。超声检查有时难以与甲状腺结节、滤泡性腺瘤以及滤泡性甲状腺癌鉴别。

一、病因病理及临床表现

甲状腺腺瘤一般有完整包膜，分三种主要类型：乳头状、滤泡状和 Hurthle 细胞性腺瘤。根据滤泡大小又将分成巨滤泡性或胶质性，胎儿性或小滤泡性及胚胎性，还有非典型性腺瘤。乳头状瘤较少见，多呈囊性，又称乳头状囊腺瘤。滤泡性腺瘤最常见，组织高度分化接近正常组织。少部分病例可发生功能性甲状腺腺瘤（毒性腺瘤），出现甲状腺功能亢进症状，约有 10% 的腺瘤可以癌变。甲状腺腺瘤为甲状腺良性肿瘤，以女性多见，可发生于任何年龄，以中青年为多发。腺瘤生长缓慢，一般无自觉症状，多偶然发现，部分患者在体检时被医师发现。腺瘤可突然出血，引起肿物迅速增大。

二、超声表现

1. 甲状腺内显示圆形或椭圆形肿块，有完整、粗细相等包膜，边界光整，一般单发，极少多发（图 8-15）。

2. 滤泡状腺瘤内可显示均质的低回声。但多为等回声或高回声，周边有声晕（图 8-16）。

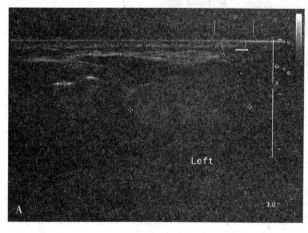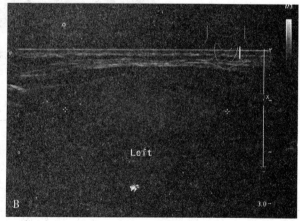

图 8-15　甲状腺腺瘤（1）
单发，圆形，有较完整包膜。A. 横切；B. 纵切

3. 出现囊性变时显示囊实回声或囊性回声，实性部分可为低回声等回声、高回声、不均匀回声，但边界清楚，有光滑的包膜（图 8-17）。

4. 后方回声可增强或无变化，出现粗大钙化时后方出现衰减。

5. 彩色多普勒显示周边的声晕是包绕的血流，一般大于 1/2 圈，外周血流显像多于内部。

6. 脉冲多普勒探测周边血流速度大于内部，周边和内部一般呈低阻力频谱，内部血流峰值一般呈后移。

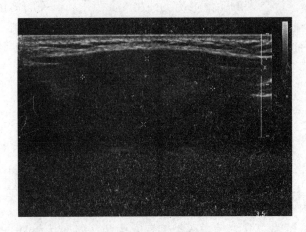

图 8-16　甲状腺腺瘤（2）
等回声，周边有声晕

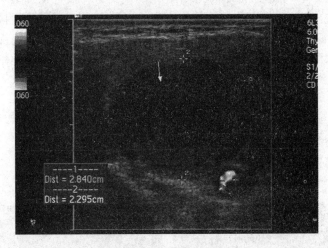

图 8-17　甲状腺腺瘤（3）
囊性变时，边界清，见包膜回声

三、鉴别诊断

1. 与结节性甲状腺肿相鉴别

整个甲状腺回声均匀时出现单发性结节，有包膜，多为腺瘤。

2. 与甲状腺癌鉴别

后者无包膜，边界不整齐，呈锯齿状，内部呈低回声，一般可显示微小钙化，后方回声多衰减。内部血流多于周边，血管形态不规则、杂乱，呈高阻力型血流频谱。癌肿较大出现动静脉瘘时，同时可探测到高速低阻血流频谱。

3. 与滤泡状甲状腺癌鉴别

两者均有低回声晕，后者的晕不光滑，较厚，不是包绕的血管，内部血流较丰富，阻力指数高。触诊了解肿块质地和活动度也可帮助诊断，最好进行超声引导下穿刺活检。

第九章　心脏超声检查

第一节　心脏正常超声检查

一、M型超声心动图

（一）原理

M型超声心动图（M-mode echocardiography）的扫描声束以固定位置和方向进行扫描，它利用快速取样技术，由换能器发出声束，并记录在此声束方向上组织回声。心脏各层组织反射在心动周期内形成运动-时间曲线。M型曲线可显示心脏结构在一维空间上的界面厚度、距离、活动方向、运动速度及其在心动周期不同时相的变化。M型超声心动图因其高速的取样帧频，能记录心脏结构在心动周期内的细微运动，可用于心腔和大血管内径的测定及特定心脏结构运动的细致观察，是现代超声心动图检查不可或缺的一部分。

（二）检查方法

1. 定点探测

将探头固定于身体某点，保持声束方向不变，观察心脏在某一径线上各界面活动的规律。多用于测量心脏腔室大小、心室壁厚度及活动速度。需指出的是，因扫描声束固定，而心脏是运动的，故心动周期内不同时间点的回声并不完全是同一心脏结构的活动轨迹，探查时应注意以下事项：

（1）患者取平卧位或左侧卧位，必要时可采取坐位，嘱平静呼吸，尽量减少心脏位移幅度。

（2）探查某点时，应尽量使探头与胸壁垂直，如波形显示不够理想，可稍转动探头，以获得更满意的图像。

（3）全面观察，由内向外，从下到上，逐肋间进行探查，以了解心脏的全貌。

（4）探头位置及声束方向固定，借以了解不同心动周期中心脏界面活动有无变化。

2. 滑动探测

将探头置于肋间隙内，缓慢移动，声束方向亦稍转动，借以观察心脏水平切面上各个结构的相互连续关系。

3. 扇形扫查

探头位置维持不动，摆动探头改变声束扫查方向，使扫查范围为扇形。依据方向不同，可分为纵轴扇形扫描及横轴扇形扫描。

（三）常见波形

1. 心底波群（echo pattern of the heart base）

可于胸骨左缘第3肋间探及，在左心长轴观或心底短轴观上经由主动脉根部取样，其解剖结构自前至后依次为胸壁、右室流出道、主动脉根部及左房。以上结构均位于心底部，因而称心底波群。

（1）主动脉根部曲线（echo curve of the aortic root）：心底波群中有两条明亮且前后同步活动的曲线：上线代表右室流出道后壁与主动脉前壁，下线代表主动脉后壁与左房前壁。此两线在收缩期向前，舒张期向后，多数患者尚见重搏波。曲线上各点分别称为U、V、W、V'。

U波在心电图R波之后，为曲线的最低点。V波为主波，在T波之后，为曲线的最高点。其后曲线下降至W，再上升形成V'，称为重搏波。UV段是上升支，VW段是下降支，分别代表心脏收缩时主动脉根部前移及舒张时主动脉根部后移（图9-1）。

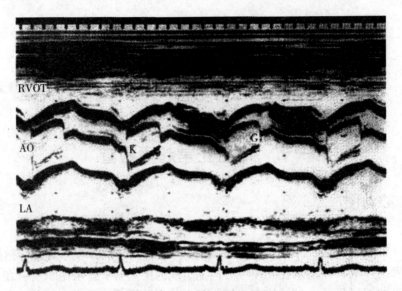

图9-1 主动脉根部波群

正常人主动脉根部波群，自前至后依次为右室流JLH道（RVOT）、主动脉（AO）与左房
（LA）。图中两条平行活动的光带为主动脉前后壁，随心动周期收缩期向前，舒张期向后，
呈同向运动。主动脉瓣口收缩期开放（K），舒张期关闭（G）

（2）主动脉瓣活动曲线（echo curve of the aortic valve）：主动脉根部前、后两线间，有时可见一六边形盒样结构的主动脉瓣活动曲线。此曲线于收缩期分开，并分别靠近主动脉前、后壁；舒张期迅速闭合呈一单线，位于主动脉壁前、后线之间中心处。

经解剖证实，前方开放的主动脉瓣为右冠瓣，后方开放的主动脉瓣为无冠瓣。主动脉瓣于收缩期开放，曲线分开处称K点（开），位于心电图R波及第一心音后，相当于等容收缩期末。曲线闭合处称G点（关），位于心电图T波之后及第二心音处，相当于主动脉瓣关闭时。

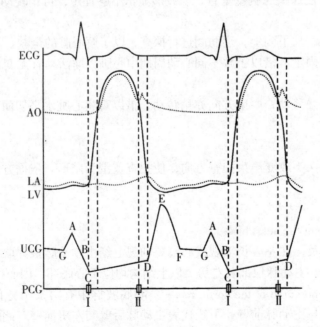

**图9-2 正常人超声心动图二尖瓣前叶曲线（UCG）与心电图（ECG）、心内压力
曲线及心音图（PCG）关系示意图**

2. 二尖瓣波群（echo pattern of the mitral valve）

可于胸骨左缘第 3 ~ 4 肋间探及，在左心长轴切面上，经过二尖瓣前叶取样时，可见一组较特异的波群，其内有一条活动迅速、幅度较大的曲线，经解剖定位与声学造影证实为二尖瓣前叶之反射。以此为标志，可以向前或向后逐层识别其他的解剖结构。由于二尖瓣在这些结构中特异性最强，故命名为二尖瓣波群。为便于了解时相的变化，将二尖瓣曲线波动周期各段标记为 A、B、C、D、E、F、G 七个时间点，并显示与心电图、心内压力曲线及心音图的关系（图 9-2）。

（1）二尖瓣前叶曲线（echo curve of the anterior mitral valve）：正常人二尖瓣前叶曲线呈舒张早期 E 波和舒张晚期 A 波特征性双峰曲线。其曲线与心律具有相同的周期性。A 点位于心电图 P 波之后，心房收缩，压力升高，推动二尖瓣开放形成 A 峰。而后心房舒张，心房内压力下降，二尖瓣复位，形成 B 点。心电图 R 波后，心室肌收缩，压力上升，此时二尖瓣关闭，产生第一心音，在曲线上形成 C 点。D 点在心电图 T 波与第二心音后等容舒张期之末，此时左室开始扩张，心室压力低于心房压力，二尖瓣开始开放，形成 D 点。当二尖瓣开放至最大时，形成 E 峰。由于房室压力梯度锐减，二尖瓣位置由 E 峰下降至 F 点，F 点至 G 点，心室缓慢充盈，曲线下降缓慢而平直，直至心房再次收缩，进入下一心动周期（图 9-3）。

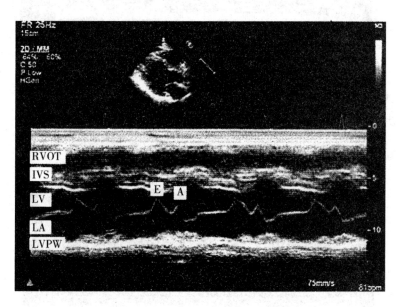

图 9-3　二尖瓣前叶曲线
正常人二尖瓣前叶活动曲线。自前向后可见胸壁与右室前壁，右室流出道（RVOT），
室间隔（IVS），左室（LV），二尖瓣前叶曲线，左房（LA），左房后壁（LVPW），
二尖瓣舒张早期的 E 峰，舒张晚期的 A 峰

（2）二尖瓣后叶曲线（echo curve of the posterior mitral valve）：正常人的二尖瓣后叶与前叶在收缩期合拢，在曲线上形成共同之 CD 段。舒张期瓣口开放，后叶与前叶分离，形成幅度较小，方向相反，呈倒影样单独曲线，为二尖瓣后叶曲线。此曲线上与前叶上 A 峰、E 峰相对应处的下降点分别称为 A' 峰与 E' 峰（图 9-4）。

3. 心室波群（ventricular echo pattern）

于胸骨左缘第 4 肋间探查，在左心长轴切面上，经由二尖瓣腱索水平取样时可见心室波群。自前至后，所代表的解剖结构分别为胸壁、右室前壁、右室腔、室间隔、左室（及其内的腱索）与左室后壁。此波群可测量心室腔大小与心室壁厚度等（图 9-5）。

（1）室间隔曲线（echo curve of the interventricular septum）：在二尖瓣波群中部，室间隔曲线位于二尖瓣前叶之前，其活动幅度较小。正常室间隔运动曲线于收缩期向后，舒张期向前，与左室后壁呈逆向运动。在右心容量负荷增加时，其曲线运动于收缩期向前，舒张期向后，与左室后壁呈同向运动。

（2）左室后壁曲线（echo curve of the posterior left ventricular wall）：正常左室 M 型图像收缩期室间隔朝后方、左室后壁朝前方运动，左室后壁的运动幅度稍大于室间隔的运动幅度；测量时相舒张末期为心电图 R 波的顶点，收缩末期为左室后壁前向运动的最高点。临床上，左室后壁厚度测量时，则应注意识别腱索、乳头肌等组织。

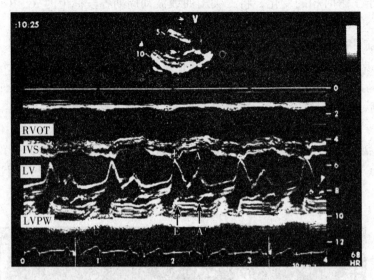

图 9-4　二尖瓣波群
正常人二尖瓣前、后叶曲线。自前向后可见胸壁与右室前壁，右室流出道（RVOT），室间隔（IVS），二尖瓣前、后叶曲线，邻近房室环区的左室后壁（LVPW）。二尖瓣前叶舒张早期 E 峰，舒张晚期 A 峰，二尖瓣后叶与之相对应的舒张早期 E'峰，舒张晚期 A' 峰

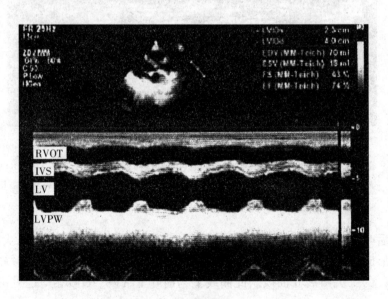

图 9-5　心室波群
自前至后，主要结构有右室流出道（RVOT），室间隔（IVS），左室（LV），左室后壁（LVPW）；室间隔与左室后壁呈逆向运动

4. 三尖瓣波群（echo pattern of the tricuspid valve）

于胸骨旁四腔心切面检查，选择经过三尖瓣前叶取样线，可见一双峰曲线，活动幅度较大，距体表较近，此为三尖瓣前叶反射曲线。当声束向右上倾斜时，依次可见胸壁、右室前壁、右室腔、三尖瓣、右房、房间隔与左房。而当声束斜向左下时，在三尖瓣之后依次为室间隔、左室腔（有时其内可见二尖

瓣）及左室后壁。

5. 肺动脉波群（echo pattern of the pulmonary valve）

于胸骨左缘第 2、3 肋间，右室流出道长轴切面基础上引导取样线记录 M 型曲线。肺动脉瓣叶于收缩期朝后移动，舒张期朝前移动。肺动脉瓣波群通常只能记录到一个瓣叶活动，常为后瓣曲线。

二、切面超声心动图

（一）原理

切面超声心动图（cross-sectional echocardiography）与 M 型超声心动图相似，亦用灰度调制法显示回波信号，即将介质中由不同声阻所形成的界面反射，以光点形式排列在时基扫描线上，接收到的回波信号带有幅度与深度的信息。亮点的灰度（即灰阶）与回声波幅之间存在一定的函数关系。回波信号反射强，则光点亮；回波信号反射弱，则光点淡；如无反射，则扫描线上相应处为暗区。代表不同回波幅度的灰阶点，按其回波的空间位置，显示在与超声扫描线位置相对应的显示器扫描线上。切面超声的时基深度扫描线一般加在显示器的垂直方向上，并且声束必须进行重复扫查，与在显示器水平方向上的位移扫描相对应，当图像达到或超过每秒 16 帧图像时，则形成一幅实时的切面（即二维）超声图像，可被肉眼清晰观察。

（二）仪器类型

切面超声成像主要有相控阵扫描与机械扇扫成像两种方式，目前常规应用于心脏检查仪为相控阵扫描成像仪，而机械扇扫主要用于小动物超声心动图成像。

1. 相控阵超声显示仪

采用雷达相控技术，通过等差时间延迟的电脉冲信号，使线阵排列的多个晶体片（换能器）依次被激发，将每一晶体片声束进行叠加，形成一个共同的波阵面。波阵面的方向与探头的法线方向相平行，其动态指向与各晶体片受激发的次序有关。按一定时差顺序先后激发各个晶体片所发射的超声波，其合成波的波阵面方向在一定范围内呈扇形发送。接收时，按各晶体片的时差对被接收到的回波信号进行时间补偿，再将其叠加在一起，当扫描速度达到 20 ~ 30 帧 / 秒，就可获得心脏解剖结构的实时切面图像。先进的经食管多平面探头是相控阵超声探头的进一步发展，其换能器晶体片的扫描方向可在 360°的范围内旋转，能从任意角度来显示心脏结构。这一技术目前又有进一步的改进，微小的晶片应用在经血管内超声显像上，探头声束可显示血管某一横断面形态 360° 范围图像。

2. 机械扇形扫描仪

其探头与体表接触面积较小，可从很小的透声窗进行观察，特别适用于心脏检查。此类探头分为摆动式和转动式两种。小型单晶片扇扫目前主要用于血管内超声显像。

现代高档超声显像仪是将 M 型、切面超声以及多普勒超声等多种显像方式综合在一起，并匹配多种新的成像技术，如图像数字化处理、动态聚焦等。针对不同检查设计的特殊探头，可使二维超声图像更为完善。

（三）检查方法

1. 仪器调节

（1）发射功率：针对患者的不同年龄和体型，需对仪器的各种功能参数进行适当的设置。婴幼儿患者，胸壁较薄，应选用较小的发射功率。成人及体型较胖的患者因胸壁厚，则需提高发射功率。在使用过程中应尽量避免将能量开至最大，防止压电晶体片过热受损。

（2）灵敏度（sensitivity）：主要受总增益和分段增益补偿等控制钮的调节，高灵敏度可获取符合诊断要求的图像。灵敏度调节应使心腔及大血管腔内呈现为无回声区；心内膜、瓣膜和大血管壁等各层结构反射清晰；心肌反射较弱，但可辨识；心脏的近区与远区结构均可显示，且反射强度大致相等。

（3）灰阶（gray scale）：调节灰度与对比度，使反射强度以适当的明暗度加以显示，以清晰显示所探测的结构。理论上，灰阶的动态范围越大，组织的层次越丰富，能分辨的组织结构越精细。

（4）频率（frequency）：频率高低将影响图像的分辨力与声束的透入深度。成人检查探头频率一般为 2.5 ～ 6.0MHz，透入较深，但分辨力稍差。儿童则用 5.0 ～ 6.0MHz 的探头，透入深度较浅，但图像分辨力明显提高。

（5）扫描深度：成人和心脏扩大者，扫描深度一般为 16 ～ 18cm，以显示心脏全貌。儿童扫描深度可适当调浅，一般在 6 ～ 10cm。

2. 患者体位

一般取左侧卧位，必要时取仰卧位或右侧卧位。胸骨上窝探测时，可取坐位，或仰卧检查台上，将肩部垫高，裸露颈部。

3. 探测部位

（1）心前区：上自左锁骨下缘，下至心尖，内自胸骨左缘，外至心脏左缘所包括的区域，均称心前区。此区检查即所谓胸骨左缘探测。部分患者如右位心或心脏极度扩大达胸骨右侧，则需于胸骨右缘探测。

（2）心尖区（apex area）：一般指在左侧心尖冲动处检查，若为右位心，则在右侧探测。

（3）胸骨上窝（suprasternal）：将探头置于胸骨上窝，向下指向大动脉及心底各结构。

（4）剑突下区（subcostal area）：探头置于剑突下方，向上做各种指向，以取得不同的切面。

（5）经食管探测：将食管探头置于食管内，通过探头前进、后退、前屈和后伸及左右侧向弯曲，加上转动换能器声束扫描的方向，可对心脏作多个方位的探测。

（6）心外膜直接探测：在开胸手术中，可将探头置于消毒塑料套内，放在心外膜表面进行直接探测。

4. 图像方位

切面超声心动图多用扇形显示，扫描扇面分为近区与远区，近区代表身体表浅处结构的反射，一般位于图像的上方。远区代表体内深部结构的反射，位于图像的下部。扇扫呈近区狭窄，愈远愈宽的图像，故可经较小的透声窗（如肋间隙等），观察深处较大范围的心脏结构。经食管探测时，图像方位可以上下倒转，即扇尖在下，弧面在上，借以获得与胸前探测解剖方位相类似的图像。

（四）常见图像切面观

1. 左室长轴观（long axis view of the left heart）

探头放于胸骨左缘 3、4 肋间，探测方位与右胸锁关节至左乳头连线相平行。此方位图像可清晰显示右室、左室、左房、室间隔、主动脉、主动脉瓣及二尖瓣等结构。检查时应注意调整声束扫描方向，以显示真正的心脏长轴，否则易产生心脏长轴缩短效应，长轴观图像失真（图 9-6）。

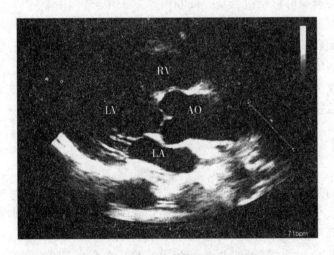

图 9-6　正常人胸骨旁左心长轴观
图中显示右室（RV），左室（LV），主动脉（AO），左房（LA）

在此图上可观察各房室形态及大小，测量室间隔与左室后壁的厚度并观察其运动。正常人在此切面上，右室流出道测值 2.0cm 左右，左室内径 4.5 ～ 5.0cm，主动脉内径与左房内径均约 3.0cm。室间隔和左室后壁厚度 0.8 ～ 1.0cm，其收缩期增厚率在 30% ～ 60%。乳头肌、腱索及其与二尖瓣的连接显示清楚。能清楚观察到心壁结构异常如室间隔连续中断、主动脉骑跨以及主动脉瓣、二尖瓣有无增厚、狭窄，活动是否正常。

2．心底短轴观（short axis view of the heart base）

探头置于胸骨左缘2、3肋间心底大血管的正前方，扫描平面与左室长轴相垂直，和左肩与右肋弓的连线基本平行。此图可显示主动脉根部及其瓣叶，左房、右房、三尖瓣，右室及其流出道、肺动脉瓣、肺动脉近端、肺房沟及左冠状动脉主干等。如探头稍向上倾斜，则可见肺动脉干及其左右分支。故可观察主动脉根的宽度，主动脉瓣与肺动脉瓣的形态与活动，右室流出道与肺动脉干有无增宽或狭窄及降主动脉与肺动脉间有无交通等（图9-7）。

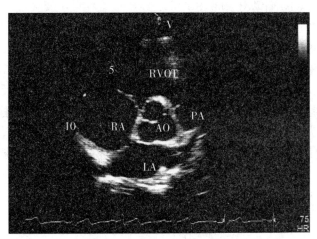

图9-7　正常人心底短轴观
RVOT：右室流出道；RA：右房；PA：肺动脉；LA：左房；AO：主动脉

3．二尖瓣水平短轴观

探头置于胸骨左缘第3、4肋间，方向与上图相似。此图可显示左、右心室腔，室间隔与二尖瓣口等结构。如将探头稍向下倾斜，可获得腱索、乳头肌水平图像。临床上多以此切面观察心脏形态，左、右室大小，室间隔走向与活动及二尖瓣口开放关闭情况。

4．心尖四腔观（apical four-chamber view）

探头置于心尖冲动处，指向右侧胸锁关节。在图像上室间隔起于扇尖，向远端伸延，见房间隔及心房穹隆。十字交叉位于中心处，向两侧伸出二尖瓣前叶和三尖瓣隔叶，二尖瓣口及三尖瓣口均可显示。由于室间隔、房间隔连线与二尖瓣、三尖瓣连线呈十字交叉，将左、右心室，左、右房划为四个腔室，故称心尖四腔观。

在心尖四腔观基础上，将探头稍向上倾斜，扫描平面经过主动脉瓣根部，可获心尖五腔心观（apical five-chamber view）。如将探头内移，置于左侧第4肋间胸骨旁线与锁骨中线之间并减少倾斜度，所见图像更为理想，此时仍见上述结构与四个心腔，但室间隔不在扇尖，而偏向图的右侧，右室占据图像的上半部，与心尖四腔观有所不同，称为胸骨旁四腔观，此图对房间隔显示较为理想。对临床确定有无房间隔缺损有很大帮助。

5．剑突下四腔观（subcostal four-chamber view）

探头放置剑突下，声束向上倾斜，取冠状面的扫描图像，获剑突下四腔观。此图上所显示的房间隔光带与声束方向近于垂直，故回声失落现象少，房间隔假性连续中断出现率低。此切面上显示房间隔缺损的敏感性与特异性高，如图所示回声中断时，即表明存在房间隔缺损。

三、多普勒超声心动图

多普勒超声心动图（Doppler echocardiography）是心脏超声检查的重要组成部分，其利用超声反射的频移信号组成灰阶频谱和彩色图像，可精确评价心脏的血流动力学特征。多普勒超声结合二维超声对心脏结构和功能的全面评价，为心血管疾病无创诊断开辟了新的途径。

（一）多普勒超声心动图产生的原理

当声源与接收器之间出现相对运动时，接收到的声波频率与声源发射的频率间有一定的差异，这种频率的改变称为频移（frequency shift），此现象称为多普勒效应（Doppler effect）。该现象是1842年奥地利学者 C. Doppler 首先发现的。进行心血管超声检查时，探头发射频率（f_0）固定不变，声波在介质中行进时遇到运动物体时，探头接收到的反射回波频率（f_1）发生改变即存在频移，如果该物体朝向探头运动时，频率增大即存在正频移（$f_1-f_0 > 0$）；而当该物体背离探头时，频率减小即存在负频移（$f_1-f_0 < 0$）。设声波传播速度为 C，被测物的相对运动速度为 v，声束与被测物运动方向之间的夹角为 0，则多普勒频移（fd）可由公式（1）计算（图9-8）。

$$f_d = f_1-f_0 = 2f_0Vcos \theta /C \qquad （1）$$

由公式可得出被测物的运动速度（v），即公式（2）：

$$v = （Cf_d） / （2f_0cos \theta ） \qquad （2）$$

在人体心脏内，心壁、瓣膜及血液均可产生多普勒效应。心壁和瓣膜的反射回波虽然振幅很大，但频移较小。血液中的红细胞是很好的散射源，沿声束发射途径返回探头的散射被称为后散射，由于运动红细胞的后散射作用，探头可接收回波而获得多普勒频移，该频移较大。经过高通滤波器，可将心壁和瓣膜产生的低频移多普勒信号滤去，而保留血流高频移的多普勒信号，然后通过某些技术上的处理即产生多普勒血流信号。相反，如果使用低通滤波器，保留由心壁产生的低频移，高振幅的多普勒信号，阻止血流产生的多普勒信号通过，此即组织多普勒显像（tissue Doppler imaging，TDI）的原理。

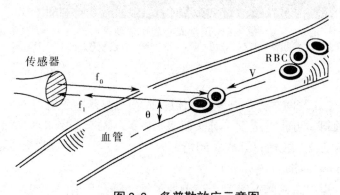

图9-8　多普勒效应示意图
RBC：红细胞；θ：血流与声束之间夹角

（二）仪器设备和检查方法

1. 仪器设备

随着仪器设备性能的改善，目前临床上最常用的检查仪器为彩色多普勒超声诊断仪。同时具备二维超声和彩色多普勒检查功能，在二维图像基础上可显示彩色编码的多普勒信息，实时显示心脏结构二维图像和彩色血流信息。此类超声仪还同时配备脉冲和连续多普勒检查技术，可根据需要选择不同的多普勒技术。

2. 显像方式

（1）频谱多普勒：分为脉冲多普勒和连续多普勒两种显示方式。仪器对所接收的多普勒频移信号一般通过快速 Fourier 转换等频谱分析处理，以音频和频谱两种方式显示结果。音频即通过声音的变化反映血流的速度和性质。脉冲多普勒频谱的主要特征是以中空频带型频谱图像显示血流信息，连续多普勒则以充填型频谱图像显示血流信息。

脉冲多普勒具有距离选通功能，声波的发射和接收可由同一组晶片完成，探头每发射一组脉冲群后，必须间歇一段时间用于接收反射声波信号，这一间歇时间由所要取样的深度和声速所决定（公式3）。

t = 2d/c   （3）

该仪器设计一种开关名"距离选通门"，由选通门控制只接收所要取样的深度和血流多普勒信号。这一类型的多普勒仪可以确定血流的部位、方向以及性质，但脉冲重复频率较低，测定高速血流时容易出现混叠（aliasing）现象。

连续多普勒无距离选通功能，声波的发射和接收分别由两组独立的晶片完成，它虽然不能准确判断血流的部位，但能测定快速血流的速度。

（2）彩色多普勒：脉冲多普勒探测的只是一维声束上的彩色多普勒血流信息，如果要了解心内血流动力的详细分布情况，一维多普勒难以完成，而彩色多普勒血流成像仪却可以完成这项任务。通过记录每一点的血流多普勒信息，运用一些复杂技术处理将这些多普勒信号进行彩色编码并叠加在二维图像上。通常用红色表示血流方向朝向探头，蓝色表示血流方向背离探头，有些仪器用绿色表示湍流，色彩的明暗表示速度的快慢。

3. 检查方法

检查时，通常先进行二维超声检查，显示清晰的各标准断面图像，作为多普勒超声检查的基础。尽可能选择显示心血管腔图像清晰、超声声束与血流方向相平行的断面。观察异常血流的位置；然后，进行脉冲多普勒检查，测定各项血流动力学指标。由公式（1）得知，f_d 的大小与 $\cos \theta$ 呈正比，所以检查时要使频谱多普勒取样容积与血流方向间夹角尽可能小于 20°，以保证频谱测定的准确性。二、三尖瓣血流的检测以心尖四腔观为首选，主动脉瓣或左室流出道血流的检测以心尖五腔观为首选，肺动脉瓣血流的检测以心底主动脉短轴（肺动脉长轴）观为首选。存在异常分流时，如室间隔缺损、房间隔缺损或动脉导管未闭等先天性心脏病，尽量选择异常分流信号方向与声束相平行的断面进行测量分流的频谱。

（三）多普勒的分析

综合应用频谱多普勒和彩色多普勒血流显像可以对血流状态进行详细分析，观察以下指标：

1. 血流时相（blood flow phase）

频谱多普勒或彩色多普勒结合心电图可以观察各个波形的出现及持续时间，了解这些血流信号位于心动周期的某一时相。

2. 血流方向（blood flow direction）

频谱多普勒曲线上，波形分布于零位基线上下。向上的频移代表频移升高，说明血流朝向探头；向下的频移代表血流背离探头。彩色多普勒成像中，红色表示血流朝向探头，蓝色代表血流背离探头，因而彩色的类别可以清楚判断血流方向。

3. 血流速度（blood flow velocity）

与彩色灰度红细胞后散射频移的大小反映血流速度的快慢，频谱多普勒中，频移的幅度可以反映血流速度；在彩色血流成像中，频移的大小用灰度级来显示。速度愈快，色彩愈亮。

4. 频谱离散度与多彩镶嵌图像（mosaic pattern）

频谱多普勒中，频谱离散度系指多普勒频谱图上某一瞬曲线在纵坐标上的宽度，它代表取样容积内活动速度的分布状况。层流者取样容积内红细胞流动方向和速度基本一致，离散度很小，频谱窄，与基线间为一空窗。血流紊乱者（湍流或涡流），取样容积内红细胞流动方向不一，运行速度相差很远，离散度大，频谱明显变宽，与基线间的空窗消失，呈充填的频谱图。彩色多普勒成像时，层流者显示单一的颜色（周围色彩暗，中心色彩亮），湍流则显示出正红负蓝多种信号同时出现的多彩镶嵌的图像。

5. 血流范围

频谱多普勒通过多点取样，可将血流范围大致描绘出来；二维彩色多普勒可以较准确地判断血流范围，显示血流的起止部位、长度、宽度以及面积大小，有助于瓣膜反流与异常通道分流的估价。

（四）多普勒超声心动图的临床应用

1. 探测血流状态

（1）层流：主要见于正常管径的血管及没有狭窄的瓣膜口，血流无障碍。多普勒谱显示曲线较窄，光点密集，与零基线间有一空窗（图9-9A）。彩色多普勒显示色彩单纯，中心明亮，边缘暗淡的血流束。音频平滑且具有音乐感。

（2）湍流：当血流通过狭窄处时，流线发生改变，狭窄处流线集中后，流线放散，进入宽大管腔后，流线放散，离散度增大，速度参差不齐，形成湍流。频谱上光点疏散，与基线之间的空窗消失，呈单向充填的图像，彩色多普勒呈色彩明亮的高速血流束（图9-9B）。音频粗糙、刺耳。

（3）涡流：当血流由小腔突然进入大腔时，可产生涡流，血流方向十分杂乱，在同一时刻的取样区内，部分红细胞运动方向朝向探头，部分红细胞远离探头，因而频谱呈现双向充填的光点，彩色多普勒上见多彩镶嵌的特征性图像。

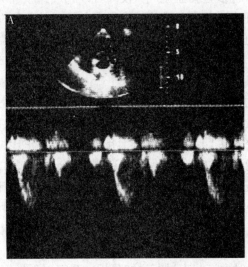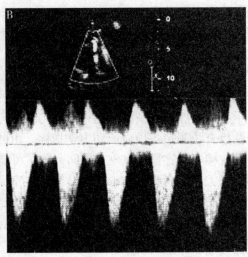

图9-9　血管内血流为层流和涡流时不同多普勒图像
A. 正常肺动脉内血流为层流状态时的频谱图像；B. 肺动脉
瓣狭窄时血流通过狭窄的肺动脉瓣为涡流状态时的频谱

2. 探测血流速度

从公式（1）可以知道由频移值可推算血流速度，利用仪器上已设置的测量程序可直接测定峰值速度、加速度、平均速度等。

3. 测量血流容量

血流容量是指单位时间里流经心脏瓣口或大血管某一截面的血流量。

在多普勒技术中，血流容量的测定是定量分析心搏量、心输出量、分流量和反流量等多种血流动力学指标的基础。主要原理是：利用频谱多普勒血流速度（V）、血流时间（t），利用二维或M型超声心动图测量管腔面积（A），根据公式（4）：

$$Q = AVt \qquad (4)$$

即可定量估计血流容量，但该公式必须满足以下前提：被测点为大腔进入小腔后的1cm左右范围内；该处管腔的横截面积不随时间而改变；空间流速分布一致（即流速部面呈活塞型）；多普勒声束与血流方向的夹角＜30°，不随时间而变化。

4. 估测压力差

在人体血管系统中，狭窄病变两端的压力阶差可由流体力学中得Bernoulli方程计算出来：$\triangle P = 1/2 \rho \, (V_2^2 - V_1^2) + \rho f \, (dV/dt) \, ds + R \qquad （5）$

式中AP为压差，ρ为血液密度，V_2狭窄口下游的流速，V_1为狭窄口上游的流速，dV/dt为血液流经狭窄口时的加速度，ds为加速距离，R为血液的黏性摩擦阻力。由式（5）可见，压差由三部分构成，其中右边第一项为血流的迁移加速度造成的压差，第二项为血流的局部加速度造成的压差，第三项为黏性摩擦造成的压差。理论和实验研究表明：在膜性狭窄时，若血流的雷诺数足够大时，则由血流的局部加速度和黏性摩擦造成的压差部分可忽略不计，而且在大多数狭窄病变时，狭窄口下游的流速 V_2 远大于上游的流速 V，因此 $V_2^2 \geqslant V_1^2$，当 $V_2 \geqslant 8V_1$ 时，略去 V_1^2 并将 ρ 的数值代入，可将 Bernoulli 方程简化为：$\triangle P = 4V_2$　（6）

由频谱幅值推算的血流速度（V）可推算压力差（AP）。根据压力差的变化可评价瓣口狭窄程度及心腔压力的大小。

5. 狭窄瓣口面积的测量

各种瓣膜病变的瓣口面积是决定血流动力学改变的基本因素，也是定量狭窄程度的最可靠指标。频谱多普勒超声技术测量狭窄瓣口面积的方法主要基于流体力学的连续方程。设有流体沿流管作连续流动，在流体中任意取两截面，其面积各为 A_1 和 A_2，由连续方程定律，通过两截面的流体流量应相等，根据这一原理可以得知在一个心动周期内，血液流经不同直径的血管时，流量不变。

$A_1 \cdot VTI_1 = A_2 \cdot VTI_2$　（7）

VTI_1 和 VTI_2 分别为一次心动周期中血流通过截面 A_1 和 A_2 时的流速对时间的积分。除此方法外，狭窄的二尖瓣口面积尚可通过压力减半时间法测量。

6. 判断反流与分流

应用二维超声心动图结合频谱多普勒可以明确地判定反流与分流的解剖部位，血流方向，血流时相及反流与分流的程度范围，被誉为"无创性心血管造影"。另外，彩色多普勒技术可以半定量估计反流量和分流量，以前的一些方法建立在测量血流束的长度、宽度以及异常血流分布面积上；近年研究较多的是彩色多普勒血流会聚法（flow convergence region，FCR），该方法建立在流体力学理论的基础上，它不仅可有效测量狭窄的瓣膜口面积，还可测定有效反流口面积、反流量以及分流量。

四、心脏功能的超声测量

M 型超声及二维超声心动图能够反映心脏结构形态，室壁运动幅度；超声多普勒检查可准确无创地测量心腔和大血管中的血流速度、血流方向、血流性质。这些技术的综合应用可以全面无创地定量估测或定性分析心脏功能，对于判断病情，指导临床治疗，观察药物疗效及预后估计均有十分重要的意义。

（一）左心功能评价

1. 心脏收缩功能的测定

超声心动图检测心脏收缩功能的指标和公式很多，大致可归纳为流量指标、时间指标及泵功能指标。

（1）流量指标

① M 型容量计算法：主要应用 M 型超声心动图根据左室内径的测量推算左室容量，在依据左室收缩和舒张时容量的变化求出心输出量。

a. 椭圆形体积法：应用 M 型心动图测量左室内径（D），按椭圆体体积公式 $V = (\pi/6)LD^2$ 计算左室容积（V）。式中 L 为左室长轴，通常可以用 2D 替换，故 $V = (\pi/6)2DD^2 = \pi/6 \times D^3 = 1.047D^3$，按 $SV = Vd-Vs$ 计算心搏量（SV）（Vd 为舒张末期容积，Vs 为收缩末期容积）。

b. 立方体法：上述式中 $V = 1.047D^3$，可以简化为 $V = D^3$，即立方体计算法，应用 M 型超声心动图测出左室舒张末期内径和收缩末期内径，则每搏输出量（SV）等于舒张末期容量（Dd^3）与收缩末期容量（Ds^3）之差。

c. Teichholz 矫正公式法：为克服立方体积法在长短轴之比降低时对容积高估，Teichholz 根据左室造影数据的回归关系提出容积测量的矫正公式：$V = 7.0 \times D^3/(2.4 + Dd)$，以此计算出 SV。该技术是较常用的容量计算法之一。

d. 型超声心动图计算左室容积，极大程度地依靠对左室形态的假设，因而有很大的局限性。

② 二维容积测定法

a. 单平面法

面积长轴法：在心尖二腔心观或心尖四腔心观测出左室面积（A）和左室长轴（L），按下列公式求出左心室容积：$V = (8A/3) \times L$。

椭圆公式法：同样取心尖二腔心观或心尖四腔心观测出左室面积（A）和左室长轴（L），公式同 M 型椭圆形体积法公式。

单平面 Simpson 法：取心尖两腔或四腔心观，勾画心内膜，按 Simpson 规则，将左室长轴按长轴方向分为若干个小圆柱体，这些圆柱体的体积之和即为左室容积。公式为：$V = \sum A \cdot Ah$，该方法被认为是最可靠的二维容量测定法之一。

b. 双平面法：取二尖瓣水平短轴观及心尖二腔心观或心尖四腔心观，测量二尖瓣水平短轴左心室面积（Am）和左心室长径（L），按以下公式计算左心室容积（V）：

圆柱 – 圆锥体法：公式为 $V = 2Am \cdot L/3$。

圆柱体法：公式为 $V = Am \cdot L$。

圆柱 – 半椭圆体法：公式为 $V = 5Am \cdot L/6$。

c. 三平面法：最常用的三平面法为圆柱 – 截头圆锥 – 圆锥体法（亦称改良 Simpson 法）。该方法将左心室视为一个圆柱体（从心底到二尖瓣水平）和一个截头圆锥体（从二尖瓣水平到乳头肌水平）以及一个圆锥体（心尖到乳头肌水平）的体积之和，设它们的长度相等，代入以下公式可求出左心室容量（V）。

$$V = Am \cdot L/3 + (Am + Ap)/2 \times L/3 + 1/3Ap \times L/3$$

Am 为二尖瓣水平短轴左心室面积，Ap 为乳头肌水平短轴左心室面积，L 为左心室长径。

③主动脉血流量计算法：由 M 型或二维超声心动图测量主动脉根部直径（D），按公式 $A = \pi(D/2)^2$，推算其横截面积（A），利用脉冲多普勒技术测量主动脉内径收缩期速度时间积分（VTI），按公式 $SV = A \times TVI$ 计算心搏量（SV）。

④二尖瓣流量计算法：用二维超声直接测量舒张期二尖瓣口面积，再利用脉冲多普勒技术测量二尖瓣口舒张期速度时间积分，仍按公式 $SV = A \times TVI$ 计算心搏量。

通过上述种种方法计算出的心搏量（SV），进一步推算一系列流量指标，全面评价心脏收缩功能。

每分输出量（CO）$= SV \cdot HR$（HR 为心率）

心脏指数（cardiac index，CI）$= CO/BSA$（BSA 为体表面积）

（2）时间指标：收缩期时间间期是经典心功能指标，采用心电图（ECG），M 型超声心动图，脉冲多普勒同步描记来测量。

①射血前期（preejection period，PEP）：a. ECG 的 Q 波至 M 型超声心动图主动脉瓣开放之间的间期。b. ECG 的 Q 波至脉冲频谱多普勒曲线的主动脉瓣开放信号开始之间的间期。PEP 直接与左室内压上升速率（dp/dt）和心搏量有关，dp/dt 和心搏量越高，PEP 越短。PEP 尚可用于缩窄性心包炎和原发性限制性心肌病的鉴别诊断。

②射血时间（ejection time，ET）：a. M 型超声心动图主动脉瓣开放点至关闭点时间。b. 频谱多普勒的主动脉瓣开放信号至关闭信号间的时间。

③PEP/LVET：当左心室收缩功能降低时，PEP 延长，而 LVET 缩短，PEP/LVET 增大。Wessler 标准：0.35 ~ 0.40 属正常范围，0.44 ~ 0.52 为左室功能轻度受损，0.53 ~ 0.60 为中度受损，大于 0.60 为重度受损。

④等容收缩时间（isovolumetric contraction time，ICT）：a. M 型超声心动图二尖瓣关闭至主动脉瓣开放时间。b. ECG 的 R 波至频谱多普勒曲线的主动脉瓣开放信号的间距减去 ECG 的 R 波至二尖瓣关闭的多普勒信号的间距。

⑤总机械收缩时间（TEMS）：从 ECG 的 Q 波起至主动脉瓣关闭点的时间。

（3）速度指标：利用主动脉内的频谱多普勒曲线，通过以下指标的测定反映左心室收缩功能：a. 收缩期血流峰值速度。b. 加速时间：主动脉血流频谱起始点至峰值流速的时间。c. 平均加速度：收缩期最大速度除以加速时间。

（4）泵功能指标。

①射血分数（ejection fraction，EF）：$EF = (Vd-Vs)/Vd$ 式中的左室容积可以通过上述 M 型或二

维超声心动图方法来计算。三维超声心动图无须进行左心室几何形态假设，可以直接测量 Vd 和 Vs，然后计算左心室的 EF 值，此种方法较为准确，尤其对于有节段性室壁运动异常的患者。

②左室内压力最大上升速率（+ dp/dtmax）：这是反映左心室泵血功能的最敏感的指标之一。当存在二尖瓣反流时，采用连续多普勒记录反流频谱，速度为 3m/s 时的跨瓣压差与速度为 1m/s 时的跨瓣压差的差值（即 32mmHg）除以两点间的时间即为 dp/dtmax，公式表示为 + dp/dtmax = 32mmHg/At。

③峰值射血率（peak velocity ejection fracton，PER）：应用一种自动勾边技术，通过自动分析收缩期左室内的容积变化可以计算左室 PER。

④左室内径缩短率（FS）：FS =（Dd–Ds）/Ds × 100%。

⑤平均周径缩短率（mVCF）：mVCF = π（Dd–Ds）/（LVET · rrDd）=（Dd–Ds）/（LVET · Dd）。一般 mVCF 比 FS 和 EF 更能反映心肌收缩功能。

⑥室壁增厚率（ventricular thickness fraction）（AT%）：为室间隔和左室后壁收缩末期厚度（Ts）减去舒张末期厚度（Td），再除以收缩末期厚度（Ts），即

△ T% =（Ts–Td）/Td × 100%

⑦室间隔运动幅度（interventricular septum amplitude，AIS）：室间隔左室面舒张末期位置至收缩期位置之间的垂直距离。

2. 心脏舒张功能的测定

心功能不全可以分为收缩功能障碍型心功能不全和舒张功能障碍型心功能不全，许多疾病的早期主要表现为舒张功能障碍。对 LV 舒张功能的评价是常规检查的一部分，尤其是有呼吸困难或有心力衰竭的患者。近一半新诊断为心力衰竭的患者左心室整体 EF 值正常或接近正常。这类患者的诊断是"舒张性心力衰竭"或"EF 值正常的心力衰竭"。评价 LV 舒张功能和充盈压对鉴别诊断这类综合征与其他疾病是至关重要的，如肺血管病引起呼吸困难；同时还能评价预后，确定潜在的心脏病及治疗策略。

（1）评价左心室舒张功能常用参数。

①舒张功能障碍相关的心室形态和功能

a. LV 肥厚：尽管舒张功能障碍在室壁厚度正常患者中很常见，但 LV 肥厚仍是引起舒张功能障碍的重要原因之一。

b. 左心房（LA）容量：LV 容量对于临床非常重要，因为 LA 重构与超声心动图提示的舒张功能明显相关。多普勒速度及时间间期反映的是测量时的充盈压，而 LA 容量反映的是充盈压在时间上的累积影响。

c. LA 功能：心房是通过它的储存、通道及泵功能来调节心室充盈的。LV 松弛功能受损与舒张早期 AV 压力阶差低及 LA 通道容量减少有关，而存储—泵功能会加强来维持 LV 舒张末期容量及正常搏出量。随着舒张功能受损的加重及 LA 收缩功能的减低，LV 充盈亦减低。

d. 肺动脉收缩期及舒张期压力：有临床症状的舒张功能障碍患者通常肺动脉（pulmonary artery，PA）压力增高。因此，如果没有 PA 病变，PA 压力增加通常提示 LV 充盈压增加。

②超声多普勒血流参数

a. 二尖瓣口血流：包括充盈早期峰值速度（E 波），舒张晚期充盈速度（A 波），E/A 比值，早期充盈波减速时间（DT）和等容舒张时间（IVRT）。

b. 肺静脉血流：包括收缩期 S 峰，舒张期前向血流 D 峰，S/D 比值，收缩期充盈分数（S 流速时间积分 /S 流速时间积分 + D 流速时间积分）及舒张晚期 Ar 峰。其他测量包括 Ar 峰持续时间，及其与二尖瓣口 A 峰持续时间差（Ar-A），及 D 峰减速时间。

c. 二尖瓣口彩色 M 型血流传播速度（vp）：vp 正常值 > 50cm/s。vp 可对评价 LV 充盈压提供有效的信息，E/Vp ≥ 2.5 能相对准确地提示 PCWP > 15mmHg。

d. 组织多普勒舒张早期、晚期瓣环速度：包括收缩期峰（S），舒张早期峰 e' 及舒张晚期峰 a'。继而可以计算二尖瓣口 E 波流速与组织多普勒 e' 之比即 E/e'，这一比值在评价 LV 充盈压方面意义重大。

（2）舒张功能异常的分级：舒张功能异常的分级方案为轻度或 I 度（松弛受损）、中度或 II 度（假

性正常化）、重度或Ⅲ度（限制性充盈）。评价舒张功能时应考虑患者的年龄和心率因素，心率加快时，二尖瓣 E 峰、E/A 比值以及瓣环 e' 减低。对于无心脏病史的老年人，诊断 I 度舒张功能异常时应谨慎。多数 60 岁以上无心脏病病史的人群也可出现 E/A 比值 < 1 和 DT > 200ms，因此没有其他心血管病变征象的情况下，这类测值在这一年龄组中可视为正常。

（3）常用的超声心动图评价

①轻度舒张功能减低患者：其二尖瓣 E/A < 0.8，DT > 200ms，IVRT ≥ 100ms，肺静脉血流频谱表现为收缩期为主（S > D）、瓣环室间隔侧 e' < 8cm/s。

②中度舒张功能异常的患者：二尖瓣口 E/A 介于 0.8 ~ 1.5（假性正常化），Valsalva 动作时 E/A 比值降低 ≥ 50%，E/e'（间隔和侧壁的平均值）介于 9 ~ 12，并且 e' < 8cm/s。其他的支持参数包括 Ar > 30cm/s 以及 S/D 比值 < 1。

③重度舒张功能减低患者：左室充盈受限，表现为 E/A > 2，DT 时间 < 160ms，IVRT ≤ 60ms、收缩期充盈分数 ≤ 40%、二尖瓣血流 A 波时间短于肺静脉反向波（Ar）间期、平均 E/e' > 13（或者室间隔 E/e' ≥ 15 以及侧壁 E/e' > 12）。

④对于特殊疾病的患者：LV 充盈压力评估的超声心动图指标和界限值是不同的（表 9-1）。

表 9-1　特殊患者群 LV 充盈压力评估的超声心动图指标及界限值

疾病种类	超声心动图指标	截断值
心房纤颤	二尖瓣 E 峰加速度	≥ 1 900cm/s^2
	IVRT	≤ 65ms
	肺静脉舒张期血流减速时间	≤ 220
	E/Vp	≥ 1.4
	室间隔处 E/e' 比值	> 11
窦性心动过速	二尖瓣血流频谱	呈现显著的早期 LV 充盈 (EF < 50% 患者)
	IVRT	≤ 70ms 具有特异性 (79%)
	收缩期充盈分数	≤ 40% 具有特异性 (88%)
	侧壁处 E/e'	> 10（该比值 > 12 时特异性最高，达到 96%）
肥厚型心肌病	侧壁处 E/e' 比值	≥ 10
	Ar–A	≥ 30ms
	肺动脉压力	> 35mmHg
	LA 容积	≥ 34mL/m^2
限制型心肌病	二尖瓣血流减速时间 DT	< 140ms
	二尖瓣 E/A	> 2.5
	IVRT	< 50ms 时具有高度特异性
	室间隔 E/e'	> 15
非心源性肺动脉高压	侧壁 E/e'	< 8
二尖瓣狭窄	IVRT	< 60ms 具有高度特异性
	IVRT/TE–e'	< 4.2
	二尖瓣血流 A 峰速度	> 1.5cm/s
疾病种类	超声心动图指标	截断值
二尖瓣反流	Ar–A	≥ 30ms
	IVRT	< 60ms 时具有高度特异性
	IVRT/TE–e'	< 3，可以用于估测 EF 值正常的二尖瓣反流患者的 LV 充盈压
	平均 E/e'	> 15，只适用于射血分数减低的患者

注：上述情形应用多种方法综合判定，不能依靠单一一种方法得出结论；特异性指预测左心房充盈压 > 15mmHg。

（4）影响因素：虽然综合应用上述指标可以有效地评价左心室舒张功能，但这些指标受多种因素影响。因此，在临床检测和应用时应充分考虑分析。主要影响因素有：年龄、心率、取样容积位置、左心房压力及左心室压力。

（二）右心功能评价

右心室对于心肺疾病患者的发病率和死亡率而言，具有重要的临床意义。因此，在关注左心室功能的同时，应该注重右心功能的评价。

1. 右心室收缩功能的评价

评价右心室收缩功能的指标很多，许多研究表明具有临床意义的指标包括三尖瓣环收缩期位移（TAPSE），右心室心肌做功指数（RIMP），右心室面积变化率（FAC），基于组织多普勒的三尖瓣外侧瓣环收缩期峰值速度（S'）。

（1）TAPSE：可以通过 M 型超声心动图于三尖瓣外侧瓣环测得，是评价右心室纵向收缩功能的指标，但是其与右心室整体收缩功能具有良好的相关性。

（2）RIMP：可由频谱多普勒或组织多普勒测得，通过测量等容舒张时间（IVRT）等容收缩时间（IVCT）和射血时间（ET），然后通过公式：心肌做功指数（MPI）=（IVRT + IVCT）/ET，计算得出。

（3）FAC：于心尖四腔心测量获得，应注意右心室应显示充分，不能有假性缩短。收缩期和舒张期均能够显示右心室心尖和侧壁为宜。

（4）S'：由组织多普勒测量三尖瓣侧壁瓣环获得，测量时三尖瓣环与右室侧壁与取样线应尽可能在一条直线上。

2. 右心室舒张功能的评价

评价右心室舒张功能的指标包括舒张期跨三尖瓣口的 E 峰与 A 峰的比值（E/A），频谱多普勒和组织多普勒舒张期早期峰值速度比值（E/E'），舒张早期 E 峰减速时间（DT）。

第二节　超声心功能评价

心室收缩功能评价为超声心动图检查的最常见指征。常规检查均应对左室收缩功能进行定量评价。左室舒张功能至少应在收缩功能受损、高血压、心力衰竭、心肌病等患者中进行评价。对于累及右心疾病（如肺栓塞、右室心肌梗死、肺心病等）患者，右心功能亦应重点关注。

一、左室收缩功能

全面评价左室功能应测量收缩末与舒张末内径、容积、室壁厚度、评价室腔的几何形态。临床上左室收缩功能最常用的评价指标为射血分数（EF），其超声测量方法如下。

1. 目测法

有经验的检查者可通过观察室壁运动情况，目测评估 EF 为正常、减低、增强，或可估测其大致数值。在情况不允许定量测量或无法获取可供准确测量的图像切面时，可使用该法。但其存在明显的主观性与经验依赖性，常规检查推荐使用定量方法测量。

2. 内径法

在左室腔大小、形态正常，室壁运动幅度均匀的情况下，可测量左室内径通过一定公式计算容积。常用 Teichholtz 公式：$v = [7.0/（2.4 + D）] \times D^3$；式中，V 为左室容积；D 为左室内径。在胸骨旁左室长轴腱索中段水平（左室长轴近心底 1/3 水平），使用 M 型或二维方法，测量左室舒张末期内径与收缩末期内径，即可计算出容积与 EF（图 9-10）。该法简便易行，但对于心室形态失常、节段性室壁运动异常的患者，会造成明显误差。

3. Simpson 法

心尖双平面 Simpson 法是二维超声心动图测量左室容积与 EF 最准确的方法。其基本原理为，将左室沿长轴方向等分为若干份，每一份均可假设为一个圆柱体（或圆盘），因高度与底面直径已知，体积易于算出；将心底到心尖的若干圆盘体积相加，即可得到心室容积。在标准心尖四腔心与二腔心切面中，分别于舒张末期、收缩末期停帧，手动勾画左室心内膜并确定左室长径，即可测得容积与 EF（图9-11）。该法虽相对烦琐，且对图像质量要求较高（心内膜面显示不清时，影响测量准确性），但在理论上与对比研究中均证实了其良好的测量准确性，无论对室壁运动正常或节段性运动异常的患者均适用。

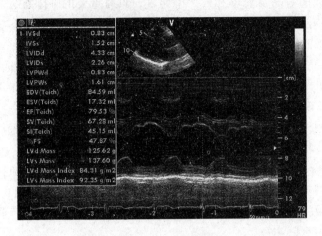

图 9-10　Teich 法测量 EF

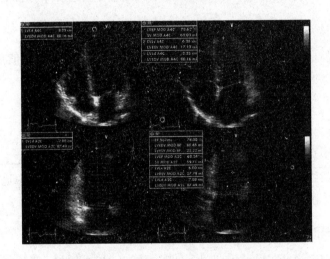

图 9-11　心尖双平面 Simpson 法测量 EF

二、左室舒张功能

左心室舒张包括等容舒张期和充盈期两个时相，而充盈期又可分为快速充盈期、减慢充盈期和心房收缩期三个相位。舒张早期（等容舒张期和快速充盈期）是耗能的主动过程，此期心肌本身的松弛出决定舒张能力；减慢充盈期左室的充盈是被动过程，心肌的顺应性或僵硬度是决定此期左室充盈的主要因素；心房收缩期左房的收缩射血进一步增加左室的充盈，此期左室内的压力与心肌的顺应性是决定充盈量的关键。正常的舒张功能表现为舒张期心室充分充盈，同时舒张压没有异常升高。

超声心动图是最常用的无创评价左室舒张功能的影像学方法。全面细致的二维超声心动图检查是评价心功能的基础，可为明确诊断或排除导致舒张功能不全的器质性病变提供重要信息。例如左室壁增厚、左房扩大而不伴瓣膜病变是左室舒张功能不全与左室舒张压升高的强有力征象；另外，如心肌淀粉样变性、肥厚型心肌病、高血压性心脏病等可导致左室舒张功能不全的典型器质性心脏病变，均可通过二维超声心动图检查得以明确。综合多普勒技术是评价左室舒张功能的主要方法。需强调的是任何单一指标都不足以全面评价左室舒张功能，正确合理诊断左室舒张功能不全，有赖于对舒张生理的深入理解和多项参数综合分析。

1. 二尖瓣口舒张期血流频谱

二尖瓣口舒张期血流频谱通常为双相波型，由舒张早期的快速充盈血流 E 峰和舒张晚期左心房收缩的充盈血流 A 峰组成。测定的参数包括 E 峰最大血流速度、A 峰最大血流速度、E/A 比值、E 峰减速时间（DT）等。

正常人 80% 的左心室充盈发生于快速充盈期（E 峰时相），5% 的充盈发生于减慢充盈期，15% 的充盈发生于心房收缩期（A 峰时相）。E/A 血流速度比值随年龄而发生变化。正常年轻人，左心室弹性良好，舒张开始后心肌迅速松弛，在舒张早期大部分充盈已经完成，心房收缩期充盈量少，E > A。随年龄增长，心肌松弛能力逐步下降，等容舒张期左心室压下降率及舒张早期充盈率均减慢，E 峰逐步减低；左心室与左心房间达到等压的时间延迟，DT 延长；早期充盈减少使得心房收缩的辅助充盈显得更为重要，A 峰逐渐增大。在 50 ~ 60 岁时，E 与 A 趋于相等，之后 E/A 比值逐渐小于 1。

以二尖瓣口舒张期血流频谱特征为基础，可将左室舒张功能不全的充盈模式分为三种类型：

（1）松弛延缓：E/A < 1，DT 延长。见于正常老年人与舒张功能轻度受损的病理情况。左室松弛功能减低而左房辅助充盈加强，心腔内压力正常。

（2）假性正常：E/A > 1，DT 正常或缩短。左室舒张功能中度障碍，由松弛异常向顺应性降低过渡，左房压增加而使舒张早期左房—左室间压差恢复正常，以代偿左室舒张速率的减慢。

（3）限制性充盈：E/A > 2，DT 缩短。左室舒张功能严重障碍，舒张早期短促的左室充盈主要依赖于明显升高的左房压力，由于室壁僵硬（顺应性降低），心房收缩很少甚至不能形成左室充盈。

三种充盈类型所反映的左室舒张功能不全渐次加重，预后逐级不良。

二尖瓣口血流频谱虽可在很大程度上用于评价左室舒张功能，但频谱形态在本质上是由左室充盈期的瓣口压差及其随时间的变化而决定的，左心室充盈和左心室舒张功能二者并不完全等同。二尖瓣频谱及其参数测值受心率、心律、前负荷、主动脉瓣反流、心包病变等诸多因素影响，并存在变异。

2. 肺静脉血流频谱

肺静脉血流频谱通常由正向收缩波（PVs）、舒张波（PVd）和负向心房收缩波（PVa）三相波型组成。有时收缩波可辨别 PVs$_1$ 和 PVs$_2$ 两个峰，前者较小、反映左心房舒张；后者较大、反映左心房压及其顺应性和左心室收缩功能。PVd 反映左心室充盈。PVa 峰值速度和间期反映左心房压和左心房收缩功能。与二尖瓣频谱结合分析，有助于鉴别前者的假性正常、评价左心房平均压和左心室舒张末压增高。

正常情况下，PVs ≥ PVd。左室舒张功能异常、左房压升高时 PVs 减低，随病情进展演变为：PVs > PVd（松弛功能异常）÷ PVs < PVd（假性正常）– PVs < PVd（限制性充盈），在此过程中 PVa 速度逐渐增高、时限延长。

3. 二尖瓣环组织多普勒

二尖瓣环处于左室与左房交界、心室肌附着的特殊位置，其运动形式可反映左室整体的功能状态。二尖瓣环舒张期频谱由等容舒张波、快速充盈期左室心肌主动松弛产生的 Ea 波及心房收缩期 Aa 波组成。Ea 与 Aa 的变化规律与意义类似于二尖瓣口血流频谱 E 峰与 A 峰，但前者受前负荷影响相对小。Ea 峰值速度呈现随年龄增长逐渐减低的趋势：儿童与青年人侧壁瓣环（在心尖四腔心图中测量）Ea ≥ 20cm/s；30 岁以上的正常人通常侧壁 Ea > 12cm/s。侧壁 Ea ≤ 8cm/s 提示左室舒张功能受损，并可用以鉴别二尖瓣口舒张期血流频谱的假性正常。由于心肌排列的不同，室间隔瓣环的 Ea 峰值速度较侧壁 Ea 稍低。二尖瓣口舒张期血流 E 峰与组织多普勒瓣环 Ea 速度比值（E/Ea，可理解为经 Ea 校正的 E 峰速度）与左室充盈压相关良好，与导管检查进行对比的研究表明，E/Ea（侧壁）> 10 或 E/Ea（间隔）> 15 提示左室舒张末压升高；E/Ea < 8 提示左室舒张末压正常。

结合分析二尖瓣口舒张期血流频谱充盈类型、肺静脉血流频谱、组织多普勒二尖瓣环运动速度等指标，可了解左室充盈特征与左房压、评价左室舒张功能：①对于左室收缩功能明显减低（EF < 40%）的患者，观察二尖瓣口舒张期血流频谱特征即可了解左室充盈压情况，通常 E/A ≥ 1.5、DT ≤ 140ms 为充盈压升高的可靠指征。②EF 相对正常（≥ 40%）的患者，二尖瓣口血流频谱 E 峰与 E/Ea 是估测充盈

压最好的指标：E/Ea ≥ 15，则肺小动脉楔压（PCWP）≥ 20mmHg；E/Ea < 10，则 PCWP 正常。③ E/Ea 在 10 ~ 15 者，常需要通过评价肺静脉血流频谱特征、行 Valsalva 动作、测量左室充盈时间等综合方法估测充盈压。

三、右心功能评价与肺动脉压估测

常规检查应测量右房、右室内径，半定量评价右室壁收缩运动为正常、减弱或增强。累及有心的疾病可增加右室压力负荷（如肺栓塞）或容量负荷（如甲状腺功能亢进），造成右室、右房扩大，功能性三尖瓣反流，肺动脉收缩压升高，右室壁运动代偿增强或正常、失代偿后运动减弱；右室收缩功能显著减低时，可表现为肺动脉瓣口收缩期血流速度、三尖瓣反流速度均减低，下腔静脉增宽且内径随呼吸无变化（腔静脉压升高）。

肺动脉收缩压可通过测量三尖瓣反流速度与压差进行估测。在右室流出道通畅的情况下，可认为肺动脉收缩压 = 右室收缩压 = 三尖瓣跨瓣压差 + 右房压。三尖瓣跨瓣压差可依据简化的伯努利方程计算：$\triangle p = 4v^2$，即通过测量收缩期三尖瓣反流峰值速度 v，就可算得收缩期三尖瓣口的峰值跨瓣压差（右室 – 右房压差）$\triangle p$。右房压的大小可采用简单的经验估计法：右房无扩大时，为 5mmHg；右房扩大时，为 10mmHg；右房显著扩大、三尖瓣重度反流时，为 15mmHg。

第三节　心脏声学造影

心脏声学造影又称造影超声心动图。它是指将声学造影剂经不同途径导入血流，使心脏及血管内出现增强的气体回声反射，根据这些回声反射的部位、时相、走形及强弱来判断心血管解剖及血流动力学的超声心动图诊断方法。

一、心脏声学造影的适应证及相对禁忌证

（一）适应证
1. 对各种发绀型先天性心脏病患者，可确定有无右向左分流及其流量的大小。
2. 对非发绀型由左向右分流先天性心脏病患者，可观察有心系统有无负性造影区而协助诊断。
3. 确定超声心动图上曲线及暗区所代表的解剖结构。
4. 帮助确定有无左位上腔静脉永存、右上腔静脉缺如，肺动静脉瘘等。
5. 了解瓣膜情况及估测右心功能、左心室舒张功能。
6. 观察左心腔大小及室壁厚度、探查左向右分流等。
7. 用于手术后复查及追踪，评价手术效果。

（二）相对禁忌证
1. 重度心力衰竭。
2. 重度贫血。
3. 重度发绀。
4. 心血管栓塞史。
5. 冠心病心肌梗死。

二、常用心脏声学造影剂的使用方法及注意事项

心脏声学造影机制在于把能产生大量微气泡的液体注入血管中，使血流中出现与血液声阻抗不同的介质，从而在显示屏上出现增强的云雾状回声反射，其成功的关键是造影剂。

（一）常用的右心声学造影剂
1. 过氧化氢（H_2O_2）
注射用 3% 过氧化氢 0.5 ~ 1mL，静脉注射，随后用 10 ~ 20mL 生理盐水或 5% 葡萄糖液续注，使

过氧化氢及时抵达心脏。

2. 碳酸氢钠维生素 C、盐酸或醋酸混合液

5% 碳酸氢钠溶液 2 ~ 10mL，按（1 ~ 2）：1 再在注射器加入 5% 维生素 C 5mL、1% 盐酸 0.5 ~ 1mL 或 5% 醋酸 1mL 混合，稍加摇动，静脉注射。

（二）常用的左心声学造影剂

理想的左心声学造影剂必须具备以下特点：

1. 绝大部分微泡直径小于红细胞，从静脉注入血管后能通过肺及心肌的微循环。

2. 从静脉注入血管后稳定性高，能保证血管内微泡浓度。

3. 具有类似红细胞在人体内的血流动力学特点。

4. 无生物活性，对人体无毒不良反应。

氟碳造影剂应用广泛，可能是目前最有前途的声学造影剂之一。氟碳造影剂临床上可用于心内膜边界的检测，同时也可以观察心肌灌注情况，目前已进入我国市场的氟碳造影剂有 SonoVue，它的常用方法静脉内推注，通过三通管将两个注射器与静脉通道相通，其中一个注射器内为造影剂，另一个注射器内为 5 ~ 10mL 生理盐水。将造影剂快速注入后，迅速旋转三通，用另一注射器内生理盐水冲管，保证造影剂快速全部进入血流。

（三）造影剂使用注意事项

所有的左心声学造影剂均能作为有心系统显影之用，右心声学造影剂也可进入左心及冠状动脉内显影，但其直径较大，可能对心肌、脑、肾等重要脏器的微循环造成阻塞。因此，目前氟碳造影剂是较常用的造影剂之一。在使用过程中应注意：

1. 检查药物的澄明度，避免注入含有其他杂质的造影剂。

2. 注意三通开关连接及旋钮指向，避免因液体走向错误而影响观察。

3. 注射速度宜快，应在 1 ~ 2s 内完成，并立即尾随生理盐水，使管内造影剂能迅速进入血管。

4. 两次注射时间间隔应在 Smin 以上；注射次数不宜过多，一般在 5 次以内，

5. 检查时应充分提高仪器的灵敏度，减少抑制与加大增益，使造影剂的回声与心脏相应结构均能显示。

6. 检查过程中应注意患者有无不良反应，如有不适应该立即停止注射。

三、心脏声学造影的临床应用

（一）右心声学造影

1. 检测分流血流

（1）左心系统异常显影。

①房间隔缺损：造影剂进入有心房的同时或之后的一个心动周期内左心房、二尖瓣、左心室和主动脉内相继出现造影剂强回声反射，即提示房水平右向左分流；如出现部分不显影的低回声区（负性显影区），则提示左向右分流，但负性显影区阳性率不高，可能与左心房、有心房压力阶差不大有关。

②室间隔缺损：平静条件下，造影剂进入右心显影后，左心室、左心室流出道、主动脉根部相继出现造影剂反射提示室水平右向左分流，它有两种可能：舒张期分流，提示右心室压已达或超过左心室压的 2/3，舒张压瞬时超过左心室压；收缩期分流，提示有心室压显著大于左心室压，提示有严重的肺动脉高压。当室水平左向右分流时，可在有心室内出现负性显影区，但其阳性率不高，若呈阳性，则具有重要诊断价值。

③法洛四联症：静脉注射造影剂后，右心室内造影剂通过骑跨在主动脉的室间隔缺损达左心室，在左心室流出道和主动脉根部显示高浓度的造影剂反射。

④肺动静脉瘘：造影剂在右心显影后 5 ~ 8 个心动周期，左心房、左心室持续出现较有心造影剂反射细小、亮度高的云雾状颗粒。

⑤原发性肺动脉高压：由于不存在心内分流，造影剂始终留在右心系统，直至经肺循环排出，左心

系统始终不出现造影剂。

⑥冠状静脉窦扩张与永存左位上腔静脉：任何导致有心容量或压力负荷增加的原因均可引起冠状静脉窦扩张。先天性原因最多见于永存左位上腔静脉回流冠状静脉窦所致。如果永存左位上腔静脉与正常的位于右侧的上腔静脉之间无交通，注入造影剂后，首先在扩张的冠状静脉窦内出现造影剂，后在有心房、右心室内出现造影剂；如果永存左位上腔静脉与正常的位于右侧的上腔静脉之间存在交通，则造影剂首先经过永存左位上腔静脉、冠状静脉窦回流至右心房，同时也通过交通血管进入正常的右侧上腔静脉后回流有心房，因路径较长，右心房内出现造影剂时间晚于冠状静脉窦。

（2）大动脉内异常显影：动脉导管未闭时，若降主动脉内出现收缩期造影剂回声，则提示肺动脉高压的存在。

2. 改善多普勒信号

造影剂的多普勒信号增强作用可提高低速血流的检出率，提高心脏内各瓣膜反流检出的敏感性，避免对反流程度的低估。

3. 右心功能测定

通过测定静脉注射造影剂起始至右心房内出现造影反射的时间（即臂心循环时间）和右心室内造影剂消失的时间（即右心室排空时间），来了解右心功能的变化。

（二）左心声学造影

1. 左侧心腔声学造影

（1）左心系统解剖结构定位、测定左心室心腔大小及室壁厚度、观察心脏占位性病变。

（2）判断心内左向右分流：心内左向右分流在临床上十分常见，但在有心系统声学造影时不易显示。负性造影区有假阳性，存在较大的局限性。左心系统声学造影对这一问题有一定的帮助。因为心内间隔完整时，经左心途径给药后，左心的造影剂不向右分流。如伴有间隔缺损时，依病变部位可见右心系统的相应室腔内出现造影剂。

（3）探查瓣膜关闭不全。

（4）观察肺静脉血流。

2. 心肌声学造影

心肌声学造影（myocardial contrast echocardiography，MCE）是近年来发展起来的一项评价心肌灌注的新技术。心肌声学造影指左心系统的微泡进入冠状动脉内达到一定的浓度，可使灌注区心肌回声增强，达到超声强化显影的效果。它具有较高的空间分辨率，在临床上备受国内外学者重视。在心导管检查、心外科手术中的应用逐渐广泛，主要应用范围：在急性心肌梗死早期诊断中的应用、在急性胸痛患者危险分层中的作用、估计侧支循环及对存活心肌的判定、估测冠状动脉微循环储备能力、用于指导心脏停搏液的输入途径及评价停跳液的分布、指导血管桥的移植部位及评价血管桥的通畅性等。

四、心脏声学造影的局限性及展望

心脏声学造影作为一种新的超声影像技术，一方面其应用领域在不断扩大，为临床诊断和治疗提供越来越多的参考价值；另一方面其安全性、有效性仍在密切监测之中。

1. 尽管动物实验及临床实践证明心脏声学造影是安全可靠的影像技术，但仍存在超声生物效应以及微泡空化效应，临床医师必须密切关注声学造影可能存在的风险，严格遵从造影剂使用说明，掌握声学造影适应证及相关并发症的处理方法。在声学造影过程中密切监护，注意有无心律失常或其他罕见并发症，如过敏反应等。

2. 机械指数是衡量超声安全性的一个重要指标，但这一指标是没有域值的。动物实验中，即使机械指数低也能观察到声学造影引起的生物效应。因此在临床使用过程中应尽可能用低机械指数，同时尽可能减少不必要的超声暴露时间。

3. 静脉注射声学造影与二次谐波成像相结合进行心肌造影是一种判断冠状动脉血流灌注的新技术。虽然大量研究表明此法是一种评价冠状动脉解剖、生理和心肌灌注简便、易行的诊断方法，但此项技术目前仍处于实验研究阶段，只有等到药监部门的正式批准后才能广泛应用于临床。

4. 目前进入我国市场的造影剂售价昂贵，因而也限制了声学造影检查的广泛应用。

5. 声学造影剂靶向诊断与治疗是对比超声发展的一个重要方向，研究前景光明。

第四节　感染性心内膜炎

感染性心内膜炎（infective endocarditis）为细菌等微生物感染所致的心内膜炎症，最常见的致病菌为 α 溶血性链球菌或草绿色链球菌，以侵犯心脏瓣膜多见。临床特点是发热、心脏杂音多变、脾大、贫血、黏膜皮肤瘀点和栓塞现象及周围免疫性病理损害。

感染性心内膜炎从临床表现、病程、并发症和最后转归等方面考虑，可分为急性和亚急性两型。临床上亚急性较急性常见。急性感染性心内膜炎大多数发生于正常心脏，亚急性感染性心内膜炎绝大多数发生于原有心脏瓣膜病或心血管畸形的基础上。

由于左侧瓣膜所受的血流平均压力高于右侧瓣膜，赘生物多发生于主动脉瓣和二尖瓣，肺动脉瓣和三尖瓣较为少见。根据温特力（Venturi）效应，心内膜的病变多发生于血流高速处、高压腔至低压腔处和侧压较低区域，即二尖瓣反流的心房侧，主动脉瓣关闭不全的心室侧，室间隔缺损的右心室侧等。

一、血流动力学

感染性心内膜炎导致二尖瓣产生溃疡或穿孔、腱索或乳头肌软化断裂，将继发严重瓣膜关闭不全。此时，收缩期左心室部分血液通过关闭不全的二尖瓣反流入左心房，造成左心房血流量增加；在舒张期，反流至左心房的血流连同肺静脉回流至左心房的血流一同进入左心室，使左心室前负荷增加，从而导致左心室的扩大。长期的左心室容量负荷过重，可发生左心室功能不全。严重的二尖瓣反流可使左心房和肺静脉压力显著升高，导致肺淤血甚至肺水肿。主动脉瓣上的赘生物，常致主动脉瓣脱垂和关闭不全，舒张期左心室同时接受二尖瓣口的正常充盈血液和主动脉瓣口的异常反流血液，左心室前负荷增加。急性主动脉瓣关闭不全的患者，由于左心室快速扩张的能力有限，左心室舒张压升高明显，导致左心房压和肺静脉压升高，产生肺水肿。

感染侵袭冠状动脉窦，形成窦瘤，并可破入有心房、右心室或左心房，造成相应心内异常分流的血流动力学改变。

二、诊断要点

（一）定性诊断

1. 二维超声心动图

受损瓣膜上形成团块状、条索状、扁平状或不规则状赘生物，大小不定，直径小的 2.0 ~ 3.0mm，大的 10.0 ~ 20.0mm；急性期，赘生物为偏低回声，而慢性期或治愈后的赘生物表现为高回声。

2. 彩色多普勒超声心动图

当继发二尖瓣关闭不全或瓣膜穿孔时，收缩期于左心房内可探及源于瓣口或穿孔处的花彩反流束；当继发主动脉瓣关闭不全时，舒张期左心室流出道可探及源于主动脉瓣口的花彩反流束。

（二）定位诊断

1. 主动脉瓣赘生物

感染性心内膜炎时，主动脉瓣是易受累的瓣膜，赘生物多附着于瓣叶常受高速血流冲击的左心室面及主动脉瓣下的左心室流出道（通常起自室间隔的基底部），较大而有活动性的赘生物舒张期可脱入左心室流出道，收缩期脱入主动脉瓣口。

2. 二尖瓣赘生物

感染性心内膜炎时，二尖瓣较常受累，仅次于主动脉瓣。二尖瓣赘生物多数位于左心房面，可活动的赘生物于收缩期进入左心房，舒张期脱入左心室；较大的二尖瓣赘生物可引起类似二尖瓣狭窄甚至梗死的超声改变。

3. 三尖瓣赘生物

三尖瓣较少受累，主要与经静脉注射毒品有关，其超声表现与二尖瓣赘生物相似（图9-12）。

4. 肺动脉瓣赘生物

肺动脉瓣最少被累及；肺动脉瓣心内膜炎通常发生在肺动脉瓣狭窄、动脉导管未闭、法洛四联症及室间隔缺损等先天性心脏病基础上（图9-13）。

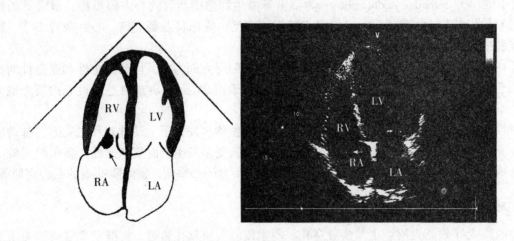

图 9-12　非标准切面四腔心探及三尖瓣右心房面高回声赘生物
LA：左心房；LV：左心室；RA：有心房；RV：右心室

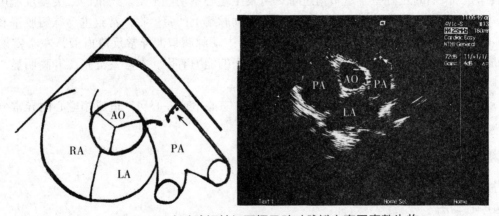

图 9-13　大动脉短轴切面探及肺动脉瓣上高回声赘生物
LA：左心房；RA：有心房；AO：主动脉；PA：肺动脉

（三）定量诊断

赘生物的定量诊断包括对其大小进行测量和对其回声、活动度和分布范围的半定量评价，具体标准如下：

1. 分布范围分级

0级：无赘生物。

Ⅰ级：单发赘生物。

Ⅱ级：多发赘生物，但局限于一个瓣叶。

Ⅲ级：累及多个瓣叶。

Ⅳ级：累及瓣外结构组织。

2. 活动度分级

Ⅰ级：赘生物固定不动。

微信扫码
◆临床科研
◆医学前沿
◆临床资讯
◆临床笔记

Ⅱ级：赘生物基底部固定。

Ⅲ级：赘生物有蒂活动。

Ⅳ级：赘生物脱垂。

3. 回声分级

Ⅰ级：赘生物完全钙化。

Ⅱ级：赘生物部分钙化。

Ⅲ级：赘生物的回声强度高于心肌，但无钙化。

Ⅳ级：赘生物的回声强度类似于心肌。

赘生物的大小有助于评判并发症的发生率，根据文献报道：赘生物 6.0mm 时，并发症发生率约 10.0%；11.0mm 时，并发症发生率约 50.0%；16.0mm 时，并发症发生率约 100%。赘生物分布范围与活动度的分级也有帮助，其分级越高，并发症的发生率就越大。

三、诊断注意点

1. 相应的临床表现，如：败血症表现；心脏短期内出现杂音，且杂音多变、粗糙；在原来心脏疾病的基础上，出现原因不明发热 1 周以上伴有心脏杂音改变，伴或不伴有栓塞和血管损害现象，常见脑栓塞、肺栓塞、肾栓塞及脾栓塞，皮肤出现 Osler 结节、Roth 点及 Janeway 结节等，为超声诊断感染性心内膜炎的必备条件。

2. 临床上出现发热、吸毒、多发肺部感染三联症时，应考虑三尖瓣感染性心内膜炎的可能。大的三尖瓣赘生物需要与有心房肿瘤相鉴别。

3. 主动脉瓣感染心内膜炎时，要注意是否有二尖瓣瘤的形成。

4. 人工瓣感染性心内膜炎患者大部分伴有心脏脓肿，但经胸超声心动图检出率低，对可疑病例须进行经食管超声心动图检查。

四、并发症诊断

（一）瓣膜继发性损害

感染性心内膜炎常继发瓣膜组织严重损害，是导致死亡的主要原因。

1. 主动脉瓣

主动脉瓣受损常出现瓣叶穿孔或瓣叶撕裂，其典型特征是舒张期左心室流出道内探及来源于主动脉瓣的反流束。主动脉瓣叶因高速反流束的冲击而快速颤动，在 M 型超声曲线上表现为特征性高速颤动征。主动脉瓣连枷样改变是指舒张期受累瓣叶脱入左心室流出道，呈凹面朝下。

2. 二尖瓣

二尖瓣受损出现腱索断裂，瓣叶呈连枷样改变，前后叶对合点错位，腱索断端收缩期甩入左心房，舒张期则返回左心室。

3. 三尖瓣

三尖瓣受损亦会造成腱索断裂，使瓣叶活动呈连枷样改变。严重的关闭不全可继发右心容量负荷过重。

4. 肺动脉瓣

肺动脉瓣受破坏时也表现为连枷样改变。在 M 型超声肺动脉瓣曲线上可见舒张期颤动征。

（二）瓣膜外并发症

感染向瓣膜外扩展可导致瓣周脓肿、心内瘘管形成、化脓性心包炎、心脑肾脓肿等。

1. 瓣周脓肿

瓣周脓肿常见于葡萄球菌感染所致的急性心内膜炎。当患者出现新的反流杂音、心包炎或高度房室传导阻滞时，应考虑瓣周脓肿形成可能。

（1）主动脉瓣根部脓肿：主动脉根部脓肿直接征象为主动脉壁内出现无回声区。间接征象有：

① Valsalva 窦瘤形成。②主动脉根部前壁增厚 ≥ 10.0mm。③间隔旁瓣周厚度 ≥ 10.0mm。④人工瓣松脱摇动。主动脉根部脓肿还可引起二尖瓣膨出瘤及二尖瓣 – 主动脉间纤维膨出瘤。

二尖瓣膨出瘤表现为二尖瓣前叶局部向心房侧突出呈风袋状，其产生机制可能为主动脉瓣关闭不全的反流束冲击二尖瓣前叶，产生病损和感染，使局部组织薄弱，在左心室的压力下向左心房持续膨出。早期发现二尖瓣膨出瘤并处理可以避免二尖瓣膨出瘤破裂引起的致命性二尖瓣关闭不全并防止手术不彻底而残留感染灶。

二尖瓣 – 主动脉间纤维膨出瘤表现为风袋样无回声区在主动脉根部后方向左心房突出，其产生机制可能为二尖瓣与主动脉间纤维组织发生感染，使局部组织结构薄弱，在左心室的压力下向心房内或心包内膨出。

（2）二尖瓣环脓肿：即在二尖瓣后瓣的后方左心室壁内出现的圆形无回声区，其发生率较主动脉根部脓肿低。

2. 室间隔脓肿

当感染性心内膜炎患者临床上出现新的房室传导异常，须考虑室间隔脓肿形成。超声表现为病变处室间隔变厚，回声增强，甚至可出现无回声区。

3. 心内瘘管

当主动脉根部脓肿破入右心室、左心房或右心房，可产生主动脉→右心室、主动脉→左心房或主动脉→右心房间分流，并产生相应血流动力学改变。

4. 心肌梗死

当主动脉瓣上的赘生物脱落，进入冠状动脉循环，可阻塞左右冠状动脉近端，从而产生心肌梗死，出现室壁节段运动异常。

五、鉴别诊断

1. 感染性心内膜炎与风湿性心脏病相鉴别

风湿性心脏病病变的瓣膜僵硬，活动受限。而感染性心内膜炎其瓣膜的活动性多保持正常，赘生物活动幅度大。结合临床，两者鉴别不难。

2. 瓣膜赘生物与瓣膜黏液变性、心房黏液瘤相鉴别

瓣膜黏液变性病变累及单个瓣膜多见，而心内膜炎常累及多个瓣叶，且为弥漫性病变；心房黏液瘤舒张期可脱入房室瓣口，但黏液瘤有蒂附着在房壁上。

第五节　心包炎和心包积液

心包炎（cardipericarditis）与心包积液（pericardial fluid）关系密切，心包积液是心包炎症最重要表现之一，但并非所有心包炎均有心包积液，少数仅有少量炎性渗出物。反之，心包积液不一定是炎症性，还有非炎症性。心包炎一般分为急性、慢性心包炎及缩窄性心包炎。心包积液按性质一般分为漏出液性、渗出液性、脓性、乳糜性、血性等。

急性心包炎心包呈急性炎症性病理改变，包括炎性细胞浸润、局部血管扩张、纤维素沉积等。受累心包常有纤维蛋白渗出，纤维素沉积等多种渗出物，表现为心包积液等各种形式。心包炎反复发作，病程较长为慢性心包炎，容易发展为缩窄性心包炎，主要表现为心包增厚、粘连、纤维化和钙化等。部分心包腔消失，壁层及脏层融合或广泛粘连。

一、血流动力学

急性心包炎没有心包积液时，对血流动力学无明显影响，随心包积液量增多，心包腔内压力升高，渐渐地对血流动力学产生影响，主要表现为心房、心室舒张受限，舒张末期压力增高，心室充盈不足，心排出量减少。短时间内出现较多心包积液可引起心包填塞，发生急性心功能衰竭。缩窄性心包炎也主

要影响心脏舒张功能，心腔充盈受限，导致慢性心功能衰竭。

二、诊断要点

（一）定性诊断

1. 二维超声心动图

缩窄性心包炎可见心包增厚，尤其以房室瓣环部位为显著，双心房扩大，双心室腔相对缩小，吸气时室间隔舒张早期短暂向左心室侧异常运动。超声只能间接反映积液性质，如心包腔内的纤维条索、血块、肿瘤和钙盐沉着等。化脓性和非化脓性心包积液均可见到纤维条索；手术及外伤后，血性心包积液内可见血块；恶性肿瘤时，心包腔内有时可见到转移性病灶，常附着于心外膜表面（图9-14）。

2. 彩色多普勒超声心动图

急性心包炎及少量心包积液一般对血流动力学不产生影响。较大量心包积液及缩窄性心包炎时，房室瓣口血流速度可增快。吸气时右侧房室瓣口血流增加更明显。

3. 频谱多普勒超声心动图

较大量心包积液可疑心包填塞及缩窄性心包炎时，频谱多普勒可探及较特别血流频谱：左房室瓣口舒张早期前向血流速度明显增高、EF斜率快速降低、舒张晚期充盈血流明显减少，形成E峰高尖而A峰低平、E/A比值明显增大。吸气时左房室瓣口舒张早期血流峰值速度可减低。

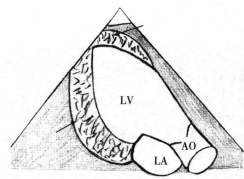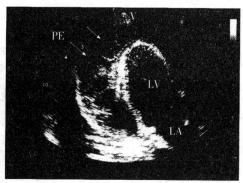

图9-14 左心室流入流出道切面显示心包积液并发纤维索形成
LA：左心房；LV：左心室；AO：主动脉；PE：心包积液

（二）定量诊断

1. 微量心包积液（小于50.0mL）

心包腔无回声区宽2.0～3.0mm，局限于房室沟附近的左心室后下壁区域（图9-15）。

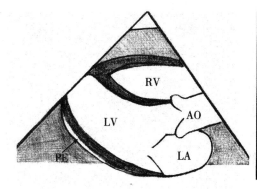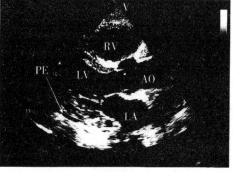

图9-15 左心室长轴切面显示左心室后方微量心包积液
LA：左心房；RV：右心室；LV：左心室；AO：主动脉；PE：心包积液

2. 少量心包积液（50.0 ~ 100.0mL）

心包腔无回声区宽 3.0 ~ 5.0mm，局限于左心室后下壁区域（图 9-16）。

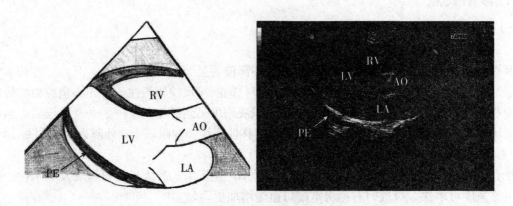

图 9-16　左心室长轴切面显示左心室后方少量心包积液
LA：左心房；RV：有心室；LV：左心室；AO：主动脉；PE：心包积液

3. 中量心包积液（100.0 ~ 300.0mL）

心包腔无回声区宽 5.0 ~ 10.0mm，主要局限于左心室后下壁区域，可存在于心尖区和前侧壁，左心房后方一般无积液征（图 9-17）。

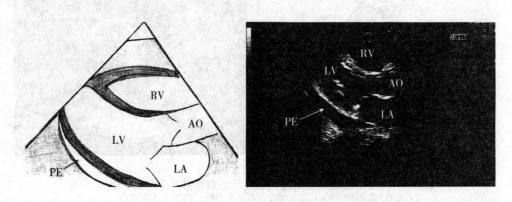

图 9-17　左心室长轴切面显示左室后方中等量心包积液
LA：左心房；RV：有心室；LV：左心室；AO：主动脉；PE：心包积液

4. 大量心包积液（300.0 ~ 1 000.0mL）

心包腔无回声区宽 10.0 ~ 20.0mm，包绕整个心脏，可出现心脏摆动征（图 9-18）。

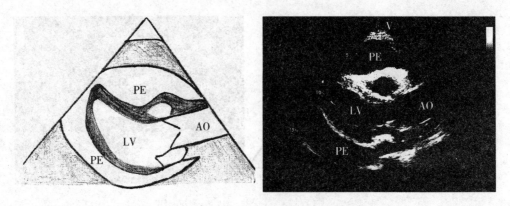

图 9-18　左心室短轴切面显示心包大量积液
LV：左心室；AO：主动脉；PE：心包积液

5. 极大量心包积液（1 000.0 ～ 4 000.0mL）

心包腔无回声区宽 20.0 ～ 60.0mm，后外侧壁和心尖区无回声区最宽，出现明显心脏摆动征。

三、诊断注意点

1. 正常健康人的心包液体小于 50.0mL，不应视为异常。另小儿心前区胸腺及老年人和肥胖者心外膜脂肪，在超声心动图上表现为低无回声区，应避免误诊为心包积液。

2. 大量心包积液或急性少量心包积液伴呼吸困难时，应注意有无心包填塞征象，如：右心室舒张早期塌陷、心房塌陷、吸气时右房室瓣血流速度异常增高等。

3. 急性血性心包积液时，应注意有无外伤性心脏破裂、主动脉夹层破入心包情况，彩色多普勒有助于诊断。

4. 超声引导心包积液穿刺已广泛应用于临床，应注意选择最适宜的穿刺途径及进针深度。

四、鉴别诊断

1. 限制型心肌病

限制型心肌病的病理生理表现类似缩窄性心包炎，双心房扩大，心室舒张受限。但限制型心肌病心内膜心肌回声增强，无心包增厚及回声增强。

2. 胸腔积液

胸腔积液与极大量心包积液较容易混淆，仔细观察无回声暗区有无不张肺叶或高回声带是否为心包，有助于鉴别。

微信扫码

◆ 临床科研
◆ 医学前沿
◆ 临床资讯
◆ 临床笔记

第十章 肾脏超声诊断

第一节 肾脏检查方法与正常声像图

一、检查方法

（一）仪器条件

宜采用中高档实时超声诊断仪，常规应用凸阵、线阵。由于肾上腺有时受肋骨遮挡显示不清，用凸阵、扇扫式或小型凸阵探头扫查更好。探头频率选用 3.5 ~ 5MHz，婴幼儿和瘦小成人可用 5 ~ 7MHz。

仪器调节：大致按肝脏超声检查中规定的仪器调节方法进行。

（二）检查前准备

一般无须特殊准备。但若同时检查膀胱、输尿管、前列腺或盆腔其他结构，可让被检查者在查前保持膀胱充盈（注：饮水后如果过度充盈膀胱，可能使肾盂、肾盏显示格外清晰，勿误认为"肾盂扩张"或"肾积水"）。

（三）体位和扫查途径

既可采用仰卧位，也可采用左、右侧卧位；俯卧位比较少用。

1. 侧卧位经侧腰部扫查

（1）左侧卧位检查右肾：被检查者右手抬举至头部，在右腰部利用肝脏为声窗对右肾纵断面和冠状断面检查，即右肾长轴断面。

（2）右侧卧位检查左肾：被检查者左手上举至头部，在左腰部利用脾脏为声窗对左肾进行纵断面和冠状断面扫查，即左肾长轴断面。

注意：肾的冠状断面扫查以肾门为主要标志。它是全面观察肾脏细微结构（包括包膜、皮髓质、肾盂、肾盏和肾血管）极为重要的长轴断面，可用来显示肾与腰大肌、脊柱等结构相邻关系；有利于肾脏长宽径的准确测量，还便于与 X 线肾盂造影、MR 等影像做比较观察。此外，在左肾还可以显示肾门血管，特别有利于检测左肾动脉血流有无异常。

（3）侧卧位系列肾脏横断扫查——短轴断面：应自上而下或自下而上进行一系列肾脏横断面，常需呼吸配合，其图像质量常较背部扫查为好。

2. 仰卧位前腹壁扫查

被检查者仰卧于诊断床上，双臂置于枕旁。此体位适合于右上腹经肝右肾扫查（纵断和横断，需深吸气屏气配合）。左上腹部因有胃气干扰，此途径观察左肾存在困难，需饮水使胃充盈，坐起来再查。这种扫查技术，对于观察左肾及其邻近器官如胰尾、脾脏及血管等非常有利，值得重视。

3. 俯卧位背部扫查

用于经腹扫查困难者。俯卧位由于第 12 肋骨遮挡，扫查时需要深吸气，肾脏纵断扫查不易充分显示肾上腺。也可根据长轴进行肾脏自上而下的横断扫查。

（四）扫查步骤方法

1. 肾的长轴扫查

包括肾脏纵断面和冠状断面扫查。观察肾脏长轴系列断层图像及其与邻近器官的关系。还可在被检查者深呼吸或屏气时扫查，根据需要停帧摄影或录像记录。

2. 肾的横断扫查

将探头沿肾脏长轴转 90°。嘱被检者深吸气进行肾的系列横断面观察。自肾上腺开始经肾门至肾下极来回进行。在肾门水平检查时需注意肾血管及附近有无肿物和淋巴结肿大。

3. 重点进行实时灰阶超声检查

然后，根据需要进行 CDFI 和频谱多普勒超声检查和必要的记录。

二、正常声像图

（一）肾脏纵断面

肾脏的纵断面呈椭圆形或扁卵圆形，肾的包膜清晰、光滑。肾皮质呈均匀的中低水平回声。肾锥体呈圆形或三角形弱回声区；小儿肾锥体回声更弱，勿误认为小囊肿。肾中央部分为肾窦区包括收集系统（肾盂、肾盏）、血管和脂肪，呈不规则的高水平回声。肾皮质和肾锥体之间短线或点状较强回声代表弓形血管。高分辨力仪器常能清楚地显示肾盏、肾盂轮廓，甚至包括其中无回声的含液部分。彩色超声能够清晰显示肾动静脉及其肾内分布。

（二）肾脏的横断面

肾脏的横断面在肾门部呈"马蹄铁"形。靠近肾的上极或下极则呈卵圆形或圆形。同样，肾的周缘部分为均匀低水平回声，中心部分为不规则的强回声。在肾门部常见肾血管的图像。

（三）肾脏的冠状断面声像图

肾脏的冠状断面是与纵断面不同的而又非常重要的长轴断面。它能够显示肾脏和肾周全貌，包括肾包膜、实质（皮质、髓质）、肾盏和肾盂以及肾动静脉。

（四）正常肾脏超声测量

1. 测量技术方法

应寻找肾的最大冠状断面测出其长径和宽径。最好在肾门水平横断面上测量厚径。最大纵断面也适合于肾脏长径测量。注意尽可能选择整个肾脏包膜显示最清晰时"冻结"图像并测量。

体外实验超声测量研究说明，若不重视上述正规测量技术，肾脏长径测值容易过小，厚径测值可能偏大。

2. 正常值

根据北京大学第三医院 143 例（17 ～ 65 岁）286 只正常肾超声测量研究资料，2 ～ 3 倍标准差和标准误差（0.04 ～ 0.05）均在合理水平。以下正常值可供参考：

男组：平均肾长径（10.6±0.6）cm，宽径（5.6±0.5）cm，厚径（4.2±0.4）cm。

女组：平均肾长径（10.4±0.6）cm，宽径（5.4±0.4）cm，厚径（4.0±0.5）cm。

第二节　多囊肾

多囊肾为先天性遗传性双肾发育异常，分常染色体显性遗传多囊肾病（autosomal dominant polycystickidney disease，ADPKD）和常染色体隐性遗传多囊肾病（autosomal recessive polycystic kidney disease，ARPKD）两类。前者也称成人型，比较多见，发病年龄一般在 40 ～ 60 岁，多以腹部肿物、高血压、血尿、腰痛等来诊。后者，以往称"婴儿型"，可发生在围产期、新生儿期、婴儿期和少年期各年龄段，婴幼儿易因肾衰竭夭折，少年期以合并肝纤维化和门静脉高压更突出，所幸均比较少见。

一、超声表现

1. 成人型多囊肾

典型进展期患者一般中年以上，双肾显著增大，表面不规则，肾皮质、髓质内许多大小不等囊泡样无回声和低回声结构（注：低回声通常代表囊内陈旧性出血，少数并发囊内感染），囊壁清晰、整齐。肾窦区被多数囊泡压迫变形，甚至显示不清。

早期病情轻者（多见于对患者子女的超声筛查），声像图表现可不典型，囊肿数目较少，有时酷似多数性肾囊肿应注意鉴别。

2. 婴儿型多囊肾

本病少见，发病年龄包括围产期和儿童，特点是双肾肿大，弥漫性回声增强。

二、诊断与鉴别诊断

根据前述超声征象诊断多囊肾一般没有困难。需要注意鉴别的疾病有以下几种：

1. 多数性单纯肾囊肿

部分患者单侧或双肾有多数性囊肿，故与多囊肾有相似之处。但肾囊肿数量较少，发生在肾皮质，肾窦回声比较完整，且无家族史，故比较容易区别。

Bear 提出多囊肾的诊断标准与年龄有关：有家族史的患者，30 岁以下至少有两个囊肿，单侧或双侧皆有；30 ~ 59 岁至少有两个，而且双肾受累；60 岁以上至少有四个，而且双肾受累。

2. 重度肾积水

某些断面可似多囊或多房囊状，因而可能与多囊肾混淆。利用肾冠状断面扫查，特别注意寻找有无残存肾实质（残存肾实质很像较厚而不太整齐的囊壁），以及肾的"囊腔"是否与其他囊腔甚至和扩张的肾盂相通。此为鉴别的要点。多囊肾为双侧性，多数囊肿大小相差悬殊，每个囊壁清晰，彼此不相通。此外，多囊肾的表面常高低不平，致使肾轮廓和肝肾间界限不清，与肾积水境界清楚的肾包膜轮廓（有时尚见残存的薄层肾实质）形成了鲜明对比。根据这些超声特点可以对两者进行鉴别。

3. 多囊性肾发育异常

本病属先天性非遗传性发育异常，常为单侧肾累及。若为双侧性肾脏受累，其结局早已是胎死宫内。本病好发于围产期胎儿、新生儿和 2 岁以内的婴幼儿，多因腹部包块来诊，成年人少见（本病围产期可以见到）。超声表现：①一侧肾区多囊性肿物，囊肿大小不等，常失去肾脏外形，以致与成人型多囊肾混淆；肾实质和肾窦显示不清。②对侧肾代偿性肥大，回声正常。这些，与多囊肾双肾受累表现全然不同。本病预后良好，可以手术治疗，据称腹部肿物也可能渐趋消失，故正确的超声诊断有着重要意义。

三、临床意义

超声是多囊肾最好的影像学诊断方法。超声诊断多囊肾具有高度准确性（97%）。超声不仅适用于多囊肾的诊断与鉴别诊断，还可作为有效的筛选检查手段对患者的家庭成员进行检查，对于家族中早期无症状患者的职业选择、劳动力安排具有重要意义。有学者主张，超声引导囊肿穿刺抽液减压，对于多囊肾患者可能一时性缓解症状或改善其肾功能。

第三节　肾囊肿

肾囊肿有以下多种类型：肾皮质囊肿（单纯性肾囊肿，包括孤立性和多发性肾囊肿）、多囊肾、肾髓质囊性变（海绵肾）、多囊性肾发育异常等。这里重点讨论单纯性肾囊肿。

单纯性肾囊肿（simple renal cyst）病因未明，发生率随年龄而增长。尸检研究发现，50 岁以上者半数有之。囊肿的壁菲薄，其中充满澄清液体。小的囊肿直径仅几毫米或几厘米，一般无临床症状，大的囊肿可以形成腹部肿物。这种囊肿常单发，也称孤立性囊肿；部分患者有两个以至数个，称多发性肾囊肿，也可双肾皆有囊肿。本病预后良好，即使双肾多数性囊肿也呈良性经过，与先天性多囊肾不同。

单纯性肾囊肿与复杂性肾囊肿（complex renal cyst）的区别在于复杂性肾囊肿囊壁稍厚或钙化，囊内可以有分隔、钙乳沉淀或因并发出血、感染出现囊内回声增多。

一、超声表现

一般呈圆形或椭圆形；囊壁菲薄（几乎难以辨认）、光滑整齐；囊内无回声；囊肿后方回声增强。

以上为典型单纯囊肿声像图标准，囊肿的大小不等（图10-1）。有的囊肿两旁尚可见到由于边缘回声失落引起的侧边声影。此外，囊肿在肾内常造成肾皮质和肾窦弧形压迹，外生性囊肿也可向外隆起使肾包膜产生局部隆起。CDFI检查：囊内无血流信号，或许在囊壁偶见少许绕行的血流信号。

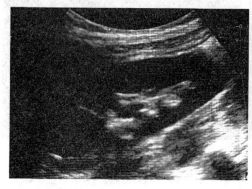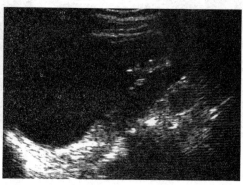

图 10-1 单纯性肾脏囊肿声像图

二、诊断与鉴别诊断

1. 单纯性肾囊肿

一般容易诊断。然而，超声表现并不都是典型的。例如：直径 < 1cm 或更小的囊肿内部常出现低水平回声（部分容积效应伪像所致，采用谐波成像或改变扫查位置有助于改善图像质量）；位置很深的单纯性囊肿其壁回声可以显得不够锐利和清晰。

2. 多发性肾囊肿

即多数性单纯囊肿患者。对于双侧性多数性肾囊肿，尚应与多囊肾做仔细鉴别。

3. 复杂性肾囊肿

少部分肾囊肿呈分叶或多房状，内有细线样分隔回声；极少数肾囊肿壁出现"彗星尾"征，斑点状或弧形强回声（代表钙化），或伴有钙乳沉淀引起的分层回声（图10-2）。囊肿内并发出血或感染时，可出现弥漫性低回声或沉渣状回声。复杂性肾囊肿也称不典型肾囊肿，必须与小肾癌进行鉴别（可进一步检查如增强 CT 和定期随访）。

4. 肾盂旁肾囊肿

起源于淋巴管，其囊肿位置特殊，在肾窦区出现圆形或椭圆形无回声结构。可呈单房性（图10-3A），部分呈多房性。后者呈细线样分隔，极易与肾积水混淆。其特点是囊肿只占据一部分或大部分肾中央区，不可能完全具有肾积水的特征——肾小盏扩张，囊肿与肾锥体之间或多或少存在肾窦脂肪强回声（图10-3B）。

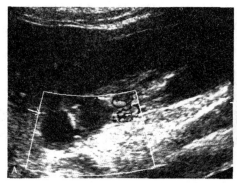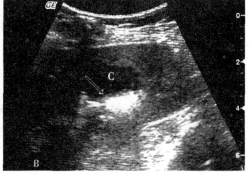

图 10-2 复杂性肾脏囊肿声像图

A. 肾上极小囊肿囊壁钙化，无血流信号；B. 钙乳肾囊肿（C）底部细点状强回声

分层平面（↑），代表钙乳沉淀

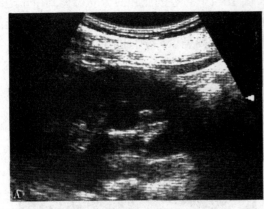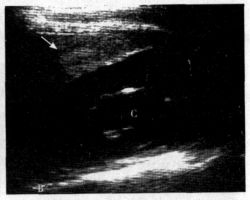

图 10-3　肾盂旁肾囊肿声像图
A. 肾中央区典型肾盂旁囊肿；B. 肾盂旁囊肿（C）较大，内有细线样分隔；T：肝内血管瘤

三、临床意义

1. 超声诊断肾囊肿的敏感性超过 X 线肾盂造影和放射性核素扫描，可靠性高达 95% 以上。多数体积不大（＜5cm）的无症状而具有典型单纯囊肿表现者，由于预后良好，经超声诊断可免除穿刺、肾动脉造影等损伤性检查或手术探查。

2. 对于不符合典型单纯囊肿的患者，即复杂性肾囊肿需进一步明确囊肿性质。尤其对于囊壁较厚和分隔较厚，伴有实性成分和钙化的囊肿，应特别注意 CDFI 检查有无丰富血流信号以除外肿瘤，必要时进一步做超声造影、增强 CT 扫查或超声引导下穿刺活检。

3. 超声引导穿刺引流和乙醇硬化治疗适合于体积超过 5～6cm 有症状的肾囊肿和并发出血、感染的肾囊肿。业已公认，这种微创技术几乎可以完全替代手术和腹腔镜手术治疗。

第四节　肾结核

一、病理与临床特点

肾结核在泌尿系统结核病中最为多见，绝大多数多起源于肺结核，少数起源于骨、关节结核或消化道结核。结核杆菌可经由血行、淋巴管、直接蔓延等多种途径传播。结核杆菌经血行播散时，首先引起肾皮质感染，在肾皮质内形成结核结节，此时并不引起临床症状，被称为病理肾结核。若结核病灶不愈合，累及范围逐渐扩大而出现临床症状时，称为临床肾结核。

最初结核杆菌经肾乳头感染，引起肾盂黏膜炎，进一步破坏可形成干酪样溃疡、髓质空洞和肾盏积脓；病情较重者，整个肾可形成有无数个空洞的囊状结构；肾盂和输尿管受累时，可引起肾积水或结核性肾积脓；结核性肾钙化则为结核病灶区域内有大量钙盐沉着，既可局限于肾的一部分，亦可见于全肾弥漫性钙化，若肾功能完全丧失，被称为肾"自截"，此时输尿管腔闭合。此外，结核杆菌经血行播散可引起附睾结核，顺行或逆行感染尚可引起输尿管、尿道、精囊和前列腺结核等。

肾结核早期多无明显临床症状。病灶累及范围扩大或合并感染时，可出现尿频、尿急、尿痛、血尿、脓尿等。病情较重引起结核性肾积脓或有肾周围炎时，可出现腰痛或局部肿胀，并有明显压痛；引起肾积水时，可触及肾区肿块。病情较重或合并其他脏器感染时，可出现消瘦、发热、贫血等症状。尿常规检查常呈酸性，可有脓尿、蛋白尿或镜下血尿，尿培养可找到抗酸杆菌。

二、声像图表现

肾结核的声像图表现多种多样，但与结核病灶累及肾的范围和病理演变过程不同密切相关。有学者根据肾结核声像图表现的演变过程，结合其病理改变不同。将肾结核声像图归纳为五种类型。

Ⅰ型：早期空洞型患侧肾轻度异常改变。肾轮廓稍大，外形饱满，但肾轮廓线较光滑。肾髓质、实质或肾小盏部显示边缘不规则直径 1.5～2cm 的弱回声或透声较差的无回声区，其周围可有斑点或斑片状强回声。肾窦局部可因受结核病灶累及或病变压迫，回声增强或排列紊乱。此型见于结核病灶侵及肾实质或进一步破坏，形成髓质、实质空洞或肾盏积脓（图 10-4）。

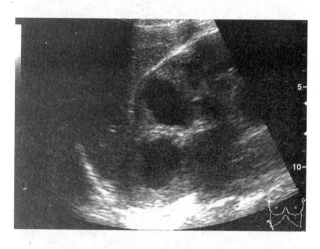

图 10-4 Ⅰ型肾结核
早期空洞型结核病灶侵及肾实质，实质髓质空洞形成

Ⅱ型：结核性肾积水型

肾轮廓增大，包膜不光滑，肾盂、肾盏扩张，其内为透声较差的无回声区。肾内局部可见不规则斑点或斑片状强回声，伴弱声影。此型见于结核病灶累及肾盂输尿管连接部或累及输尿管，导致肾积水的征象（图 10-5）。

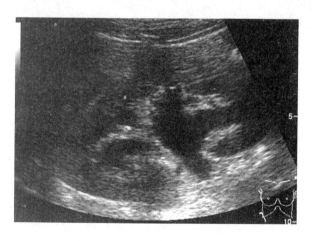

图 10-5 Ⅱ型肾结核肾窦分离扩展，肾盏壁增厚，回声增强

Ⅲ型：肾积脓型

肾轮廓明显增大，包膜不光滑或局部凸隆不平，肾盂、肾盏均明显扩张，两者分界可显示不清，肾内无回声区透声差，改变体位观察有云雾样回声漂浮或有沉积样点状回声向重力方向移动，盂管连接部和/或输尿管周围黏膜水肿增厚，表面不光滑，管口部狭窄。此型为肾重度破坏，病灶累及输尿管并导致尿路梗阻，肾内淤滞有大量脓液（图 10-6）。

Ⅳ型：混合型此型既可为肾重度破坏，尚可见于肾中度损害者。根据此型肾结核的声像图表现和病理改变不同，又可将其分为以下两型（图 10-7）。

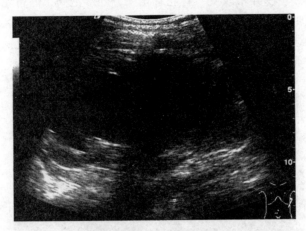

图 10-6　Ⅲ型肾结核
肾盂肾盏明显扩张，无回声区透声差，病灶累及输尿管并导致尿路梗阻，肾内有大量脓液

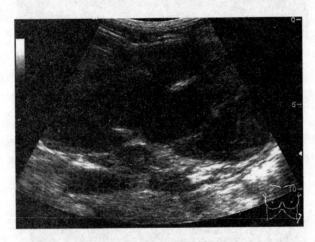

图 10-7　Ⅳ型肾结核
结核病灶累及肾实质和肾窦，形成干酪样坏死空洞和肾盏积脓，有纤维化和钙化，为重度破坏

Ⅳa型：肾呈中度或重度损害

肾轮廓增大，表面不光滑，肾实质或肾盏内有多个透声较差的无回声区，此为肾结核空洞和局部肾盏积脓的声像图表现。同时尚可在肾内显示多个斑点或斑片状强回声，后伴明显声影。肾窦局部可因受病灶压迫变形或可伴有轻度肾积水。此型临床较为多见。

Ⅳb型：肾呈重度破坏肾轮廓多有不同程度萎缩或有肾局限性增大，肾包膜不光滑或局部膨隆，膨隆区域主要为肾盏积脓声像图改变。肾内部回声杂乱，肾窦受压、变形或肾窦回声紊乱。肾内有斑点、斑片或团块状强回声，后伴明显声影。此型见于结核病灶累及肾实质和肾窦，形成较多干酪样坏死空洞和肾盏积脓，同时有纤维化和钙化的发生。

Ⅴ型：钙化型肾轮廓不同程度的缩小，外形不规则，包膜隆凸不平或呈结节状，难以显示肾盂和肾盏回声，代之以形态不规则的团块状或斑片状强回声，后有明显声影。见于结核病灶内大量钙盐沉着，致整个肾病变广泛钙化，肾实质因纤维化或硬化而萎缩。当肾功能完全丧失时，临床称之为"肾自截"。

鉴于肾结核的病理演变过程不同，声像图表现复杂而又多样化，以上只是基本的分型，往往有少数肾结核的声像图表现与多种病理改变混合存在，而难以进行确切的分型。

三、诊断与鉴别诊断

肾轮廓增大，包膜隆凸不平，肾实质或肾盏内显示边缘不规则、透声较差的无回声区，肾内可见斑点、斑片或团块状强回声后伴声影，当除外其他肾疾病后，可诊断为肾结核。若结合患者有其他脏器的结核病史、尿中找到抗酸杆菌或结核菌试验呈阳性时，诊断结果更为可靠。超声检查应着重探讨早期肾结核的诊断问题。应注意与以下疾病鉴别。

1. 复杂性肾囊肿

结核性肾空洞与感染性、出血性及多发性肾囊肿，声像图表现有相似之处。前者多位于肾髓质或肾乳头以上区域，边缘不规则，壁较毛糙或稍厚，无回声区内透声较差，其周围可有斑点状或斑片状强回声；后者多见于肾包膜下或肾皮质部，多发性肾囊肿的囊壁光滑，无回声区内透声好，尿液检查多无改变；出血性或感染性肾囊肿，张力较高，多为圆形，虽囊壁可稍毛糙，但其内透声性较肾结核空洞或肾盏积脓更差，病情较重者常可见血凝块或脓栓样回声。鉴别诊断发生困难时，可结合临床症状、实验室及其他影像学检查综合判断。

2. 肾肿瘤

呈弱回声的结核性肾空洞与弱回声肾细胞癌，两者鉴别有一定难度。前者病灶后方有回声增强效应。而肾癌团块内回声较多，分布不均匀，其后无回声增强改变，较大的肿瘤可有回声衰减征象。应用彩色多普勒和声学造影，观察病灶内有无血流信号或造影剂增强，对两者的诊断与鉴别意义较大。

3. 肾积水

结核性肾积脓与肾积水合并出血或感染的声像图，均为肾盂、肾盏扩张，内为透声较差的无回声区。但前者肾盂与肾盏壁略增厚，且不光滑，常可在肾实质部显示孤立的无回声区，并多可在病灶周围显示斑片状强回声，后伴声影或呈彗星尾状。后者则呈典型肾积水的声像图表现，虽无回声区透声较差，但追寻检查可显示尿路梗阻的位置和梗阻病变。

四、临床意义

肾结核早期由于缺乏典型临床症状和体征，诊断较困难。既往应用尿抗酸杆菌检验和X线静脉尿路造影，诊断肾结核可提供较大帮助。但前者阳性率仅占52.9%，静脉尿路造影阳性率较高，有时不易与肾盂肾炎和肾盂源性囊肿鉴别。逆行尿路造影能明确病变的部位和范围，但因患者痛苦较大，且有不少因膀胱挛缩或严重的结核性膀胱炎而难以实施检查。超声检查可观察肾内有无结核性病灶，对有异常回声改变者，尚可与肾的其他疾病做出鉴别诊断，同时根据病变的部位和累及范围，还可做出声像图分型，从而为临床制定相应的治疗方案提供较为可靠的依据。有学者报道53例肾结核的超声诊断结果，符合率为86.8%。由此可见，超声诊断肾结核具有重要的临床意义。但由于肾结核初期的声像图表现缺乏特征性，敏感性较低，若超声能与尿抗酸杆菌检验和静脉尿路造影检查联合应用，对肾结核的诊断价值更大。CT对肾结核的诊断价值较大，可以清楚显示肾内结构变化的细节，如肾盏、肾盂壁的增厚和破坏等。

微信扫码
◆临床科研
◆医学前沿
◆临床资讯
◆临床笔记

第十一章　神经系统核医学诊断

第一节　脑血流灌注显像

一、原理与方法

（一）原理

分子量小、不带电荷且脂溶性高的脑显像剂静脉注射后能通过正常血－脑屏障进入脑细胞，随后在水解酶或脂解酶作用下转变为水溶性物质。它们不能反扩散出脑细胞，从而滞留在脑组织内。

（二）方法

静脉注射显像剂 ^{99m}Tc–ECD（^{99m}Tc–双胱乙脂）或 ^{99m}Tc–HMPAO（^{99m}Tc–六甲基丙烯胺肟）740 ～ 1 110MBq（20 ～ 30mCi）/1 ～ 2mL，在静脉注射结束后 10 ～ 15min 开始显像，经过计算机重建后，可得到横断面、矢状面和冠状面的三维断层影像。

二、影像分析

（一）正常影像

大脑皮质、基底节、丘脑、脑干、小脑显像清晰，呈现放射性浓聚区，白质和脑室系统放射性明显低下，左右两侧基本对称（图 11-1）。

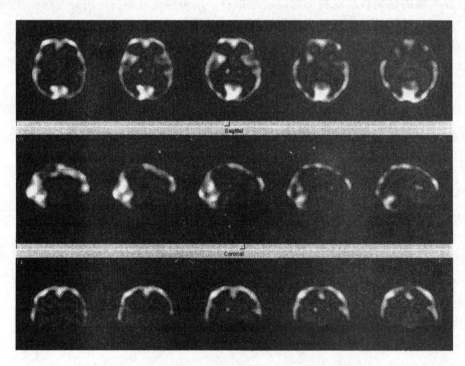

图 11-1　^{99m}Tc-ECD SPECT 正常脑血流灌注断层显像

生理基础：放射性分布与局部脑血流量（rCBF）成正比。放射性较高的部位表明局部脑血流量高，而放射性较低的部位则反之。如大脑白质主要是神经纤维，故放射性低于灰质。

（二）异常影像

1. 局部放射性减低或缺损（图11-2）

（1）病理生理：局部脑血流灌注减低。

（2）临床意义：常见于缺血性脑血管疾病、脑出血、脑脓肿、癫痫的发作间期、偏头疼和脑肿瘤等。

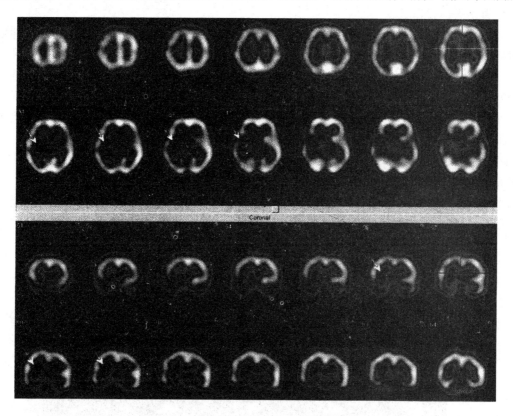

图 11-2 ^{99m}Tc-ECD SPECT 脑断层显像

右侧基底核区及右侧部分颞叶血流灌注减低，临床诊断为脑出血

2. 局部放射性增高

（1）病理生理：局部脑血流灌注增高。

（2）临床意义：最常见的是癫痫发作期的致痫灶，也见于偏头疼的发作期和部分血供丰富的脑肿瘤等。

3. 交叉失联络

当一侧大脑皮质放射性分布降低或缺损时，对侧小脑或大脑放射性分布亦减低，称为交叉失联络。

（1）病理生理：一侧大脑病变时，对侧小脑或大脑血流减低，可能系机体的一种自我保护机制，其原理正在研究之中。

（2）临床意义：多见于慢性脑血管疾病。

4. 白质区扩大和脑中线移位

表现为局部明显的放射性分布降低或缺损，白质区扩大，有时可出现中线结构移位。

（1）病理生理：局部病变引起周围组织缺血、水肿和受压。

（2）临床意义：常见于脑梗死、脑出血、脑肿瘤等，也见于白质和脑室病变。

5. 脑萎缩

表现为皮质变薄，放射性分布呈弥漫性稀疏、降低，脑室和白质相对扩大。

（1）病理生理：脑组织体积减小，可伴脑细胞数量减少。脑回变窄，脑沟、脑裂变深。

（2）临床意义：常见于脑萎缩症、各型痴呆和抑郁症晚期等。

三、临床应用

1. 短暂性脑缺血发作

短暂性脑缺血发作（TIA）是颈动脉或椎－基底动脉系统的短暂性血液供应不足所致，出现相应部位脑功能短暂丧失性发作。

TIA 起病突然，症状消失快。病变部位表现为不同程度的放射性减低或缺损区，阳性检出率高于CT、MRI。脑血流灌注显像对 TIA 的早期诊断、治疗决策、疗效评价和预后判断方面具有明显价值。

2. 脑梗死

脑梗死是指局部脑组织包括神经细胞、胶质细胞和血管由于血液供应缺乏而发生的坏死。

脑梗死发病早期（48h 内），脑血流灌注显像即可检出，灵敏度高于 CT、MRI，脑梗死区呈放射性减低或缺损区。

3. 癫痫

癫痫发作是脑部神经元过度放电而引起的脑功能短暂异常所致。

癫痫发作期病灶区的脑血流增加，病灶呈放射性浓聚区，而发作间期病灶区的脑血流低于正常，病灶呈放射性减低区，通过对比可定位癫痫病灶，为癫痫的诊疗提供科学依据如（图 11-3）。

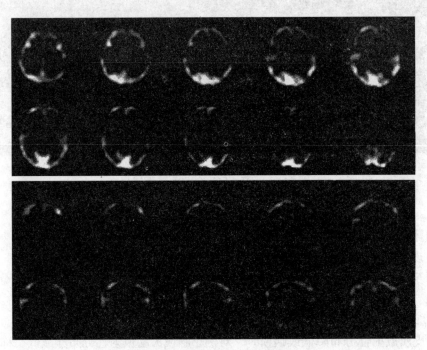

图 11-3　^{99m}Tc-ECD SPECT 脑断层显像
左侧颞叶血流灌注明显减低，临床诊断为癫痫

4. Alzheimer 病

Alzheimer 病又名早老性痴呆，是一种弥漫性大脑萎缩性退行性疾病，病情发展缓慢，以痴呆、渐进性的记忆减退、言语困难和认知障碍为主要表现。

Alzheimer 病的病理改变以大脑弥散性萎缩和神经细胞变性为主。Alzheimer 病脑血流灌注显像的典型表现是双侧颞顶叶放射性对称性明显减低，一般不累及基底节和小脑（图 11-4）。而多发性脑梗死性痴呆（MD）表现为大脑皮质多发性散在分布的放射性减低区，常常累及基底核与小脑。因此，脑血流灌注显像还可用来鉴别诊断 Alzheimer 病和多发性脑梗死性痴呆。

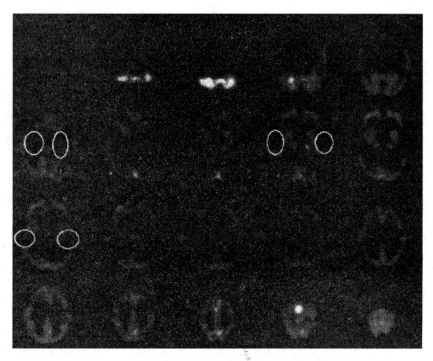

图 11-4　{}^{99m}Tc-ECD SPECT 脑断层显像
双侧颞叶血流灌注对称性明显减低，临床诊断为 AD

5. 锥体外系疾病

帕金森病（PD）是由于黑质纹状体神经元变性脱失，导致多巴胺含量减少，临床表现为震颤、全身强硬、运动减少和姿势性反射障碍等。

脑血流灌注显像可见基底节前部和皮层内局部放射性减低，两侧基底节的血流灌注可不对称，常可出现脑小动脉硬化、大脑皮质萎缩和小脑功能减退等变化。

多巴胺受体及多巴胺转运蛋白的 SPECT 显像可早期诊断 PD 患者。

6. 偏头痛

偏头痛是发作性神经－血管功能障碍如局部血管紧张度增加、动脉功能性狭窄及血管痉挛引起的头痛。

发病时脑血流灌注显像可见局部放射性增强，而 CT 和 MRI 多为阴性。临床症状消失后，局部脑血流量又可恢复正常。

7. 精神疾病

（1）精神分裂症：临床上表现为感知、思维、情感、行为等多方面的障碍和精神活动的不协调。脑血流灌注显像最常见的表现是额叶局部血流灌注减低，也可有其他部位如颞叶、基底节的灌注减低。

（2）抑郁症：抑郁症常见症状有情绪低落、注意力不集中、记忆力减退及思维阻滞等。抑郁症患者脑血流灌注显像均显示不同程度的局部脑血流量降低，最常见的表现是额叶和颞叶局部脑血流量降低，也可表现为前额叶和边缘系统局部脑血流量降低。

（3）强迫症：强迫症是一种以强迫观念和强迫动作为特征的精神疾病。强迫症患者的脑血流灌注显像可见双侧基底节局部脑血流量下降。

8. 脑功能研究

脑血流量与脑的功能活动之间存在密切关系，因此应用脑血流灌注显像与各种生理刺激实验可研究人脑对不同生理刺激的反应与解剖学结构的关系。

第二节 脑代谢显像

一、原理和方法

（一）脑葡萄糖代谢显像

葡萄糖几乎是脑组织的唯一能源物质。^{18}F-FDG 是葡萄糖类似物，具有与葡萄糖相同的细胞转运及己糖激酶磷酸化过程，但转化为 ^{18}F-FDG-6-P 不再参与葡萄糖的进一步代谢而滞留在脑细胞内。检查方法为受检者禁食 4h 以上，静脉注射 ^{18}F-FDG 185 ~ 370MBq（5 ~ 10mCi）后 45 ~ 60min，进行 PET 或 PET/CT 显像。利用计算机后处理技术可得到大脑各部位局部脑葡萄糖代谢率（local cerebral metabolic rate of glucose，LCMRGlu）和全脑葡萄糖代谢率（cerebral metabolic rate of glucose，CMRGlu）。

（二）脑氧代谢显像

吸入 ^{15}O$_2$ 后即刻行脑 PET 显像，可得到脑氧代谢率（cerebral metabolic rate of oxygen，CMRO$_2$）、氧摄取分数（oxygen extraction fraction，OEF）等反映脑组织氧利用的参数。

（三）脑蛋白质代谢显像

脑蛋白质代谢显像主要反映脑内 DNA 代谢合成的情况，临床最常用的显像剂是 ^{11}C-MET（^{11}C- 甲基 -L- 蛋氨酸）。该显像剂易穿透血 - 脑屏障而进入脑组织，通过 PET 显像可获得显像剂在脑内分布的断层影像，利用生理数学模型即可获得脑内氨基酸摄取和蛋白质合成的功能及代谢参数。

二、影像分析

正常与异常的脑代谢影像与脑血流灌注影像相近（图 11-5）。

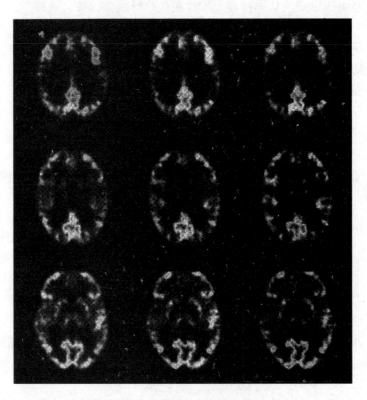

图 11-5 正常脑 ^{18}F-FDGPET 图像

三、临床应用

（一）癫痫灶的定位诊断

癫痫发作期病变部位的能量代谢增高，发作间期则减低，脑葡萄糖代谢显像可见癫痫发作期病灶部位呈异常放射性浓聚，发作间期呈放射性稀疏区。本法对癫痫灶的定位准确度较高，明显优于 CT 和 MRI。

（二）Alzheimer 病的诊断和病情估测

Alzheimer 病最典型的表现是以顶叶和后颞叶为主的双侧大脑皮质葡萄糖代谢减低，基底核受累不明显。脑葡萄糖代谢显像还可用于评估痴呆严重程度和预后（图 11-6）。

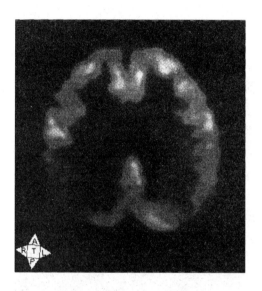

图 11-6　^{18}F-FDGPET 显像双侧顶枕叶及颞叶 ^{18}F-FDG 代谢减低（以右侧位），临床诊断为 AD

（三）脑肿瘤

肿瘤的葡萄糖代谢活跃程度与肿瘤的恶性程度有关，恶性程度越高，代谢活性亦越高。脑葡萄糖代谢显像对于各种抗肿瘤治疗后的疗效评价和预后判断也有较大的应用价值。脑瘤手术或放疗后坏死区呈放射性缺损，可与肿瘤复发部位呈异常葡萄糖浓聚灶相鉴别（图 11-7）。

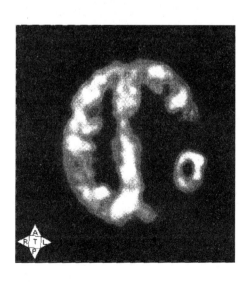

图 11-7　^{18}F-FDG PET 显像左侧顶叶转移瘤并中间坏死，病变部位
^{18}F-FDG 代谢异常增高，中间呈 ^{18}F-FDG 代谢缺损，临床诊断为脑转移瘤

（四）锥体外系疾病诊断

帕金森病（PD）患者早期纹状体 LCMRGlu 就可有中等程度降低。随着病情加重，可逐渐发展为全脑 CMRGlu 降低（图 11-8）。

（五）脑生理和认知功能研究

脑代谢显像可用于人脑生理功能和智能研究，同时还能研究大脑功能区的分布、数量、范围及特定刺激下脑活动与能量代谢之间的内在关系。脑代谢显像作为一种无创性方法，在脑生理和认知功能研究方面，具有广阔的前景。

（六）其他

脑梗死、精神分裂症、抑郁症等疾病在脑代谢显像中的影像表现基本上与脑血流灌注显像相类似。但 PET 的空间分辨率高，脑代谢显像的图像质量明显优于脑血流灌注显像，还可得到 CMRGlu 和 LCMRGlu。

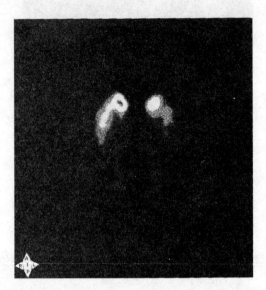

图 11-8　^{18}F-FDG PET 显像左侧壳核后部 DAT 分布减低，临床诊断为 PD

第十二章　骨骼系统核医学诊断

放射性核素骨显像（radionuclide bone imaging）是影像核医学的优势项目和最常用的检查方法之一。经静脉注射的趋骨性显像剂（^{99m}Tc-膦酸盐）随血液循环在骨骼沉积后，通过显像获得的骨骼影像反映各个局部骨骼的血液供应和代谢功能状况，根据骨影像的异常对病损骨的性质、部位与范围做出诊断。

局部血流和代谢异常是骨骼疾病早期的主要病理生理变化，随后才逐渐发生骨结构与形态的异常改变，因此，骨显像具有很高的敏感性。骨显像一次成像可显示全身骨骼情况，能发现 X 线检查、CT 扫描或 MRI 成像范围以外的骨病损，通常较其他影像检查能更早、更多的发现骨病损，对各种骨骼疾病的诊断，特别是早期诊断和疗效评价具有重要的临床价值。鉴于骨显像的特异性较差，对于检查发现的异常，需结合病史及其他影像学检查做出进一步的判断。

第一节　骨、关节显像

一、方法与原理

（一）骨静态显像

1. 原理

骨组织由有机物和无机物组成。有机物包括骨细胞、细胞间质和胶原；无机物为占骨组织干重 2/3 的矿物质，其中主要成分为羟基磷灰石晶体 [Ca_{10}（PO_4）$_6$（OH）$_{12}$]。成年人骨骼中的晶体总面积可达 $3 \times 10^6 m^2$，类似一个巨大的离子交换树脂，能经常与体液中可交换的离子或化合物进行充分的离子交换或化学吸附作用。骨骼病损时，若病损骨骼局部血流增加、成骨细胞活跃、无机盐代谢更新旺盛及新骨形成，病理表现为成骨改变，在病损区的新骨形成处有较多晶体沉积，可比正常骨吸附更多的 ^{99m}Tc-膦酸盐类趋骨性放射性药物，显像时呈放射性浓聚增强的"热"区；反之当局部骨组织血供降低或病理呈溶骨改变时，骨显像剂浓聚随之减少，在显像图上则表现为放射性稀疏缺损的"冷"区。

2. 显像剂与剂量

临床最常用的骨显像剂是膦酸盐类化合物，如亚甲基二膦酸盐（MDP）与亚甲基羟基二膦酸盐（HMDP），此类化合物具有体内稳定性极高，与血浆蛋白结合低，血液和软组织清除快，骨摄取迅速等优点。静脉注射后 2~3h，50%~60% 的放射性浓聚于骨，骨/软组织比值较高，显像质量明显优于磷酸类化合物（如 PYP）。虽然 ^{99m}Tc-HMDP 的亲骨性及血液清除率优于 ^{99m}Tc-MDP，但在临床应用中差别不显著，故迄今仍以 ^{99m}Tc-MDP 应用最为广泛。成人骨显像剂用量为 740~925MBq（20~25mCi），小儿用量按 9.25MBq（0.25mCi）/kg 给予。

3. 显像方法

（1）显像前准备：受检者无须特殊准备。注射显像剂前应选择远离疑有病变的部位；注射显像剂后，嘱受检者 2h 内饮水 1 000mL 以上，检查前排尿，以更好地显示骨盆。对尿潴留者，必要时导尿；对尿失禁患者，应注意防止尿液污染衣裤和皮肤而造成显像的假阳性；输尿管吻合术后的患者，需尽量排空尿袋中的尿液；显像时嘱受检者取下身上金属饰物，避免产生假的骨放射性"冷"区；检查过程中受检者应保持体位不动，因疼痛不能卧床者，先适当使用镇痛或镇静剂。

（2）全身骨显像：应用配备全身扫描床的大视野 γ 照相机或 SPECT，探头配置低能通用或低能高分辨准直器。受检者在注射显像剂 2~4h 后仰卧于全身扫描床上，选用全身采集程序，根据胸部（正位）计数设置扫描速度（一般 15～20cm/min），从头到足或从足到头一次连续显像获得全身显像图。常规全身显像应取前后位和后前位两个体位。

（3）局部骨平面显像：对临床疑有病变的部位或为使全身骨显像呈异常的骨骼局部病损影像更清楚，可进行局部平面显像。显像仪器、时间、显像剂及其剂量同上，探头配置低能高分辨准直器。为了比较各部位骨骼的放射性活度，采用预置计时显像方式，以胸部预置计数（$5×10^5$～$7.5×10^5$）显像所需时间为准。根据病损骨骼部位不同，局部显像可选择前后位、后前位、左右侧位及任意角度斜位等体位。

（4）断层骨显像：主要适用于对存在骨骼结构重叠部位病变的诊断，如颜面部、骨盆、腰椎、大关节。断层显像能有效地分离开病损骨骼与正常组织放射性的重叠，提高靶组织/非靶组织比值，增强影像对比度，有助于检出较小和/或深部的骨病灶，其灵敏度与特异性高于平面显像。

断层骨显像通常在骨静态平面显像完成后，针对可疑或感兴趣部位进行断层显像。受检者仰卧，保持体位不动，将感兴趣部位置于视野内，应用配备低能高分辨率准直器的 SPECT，探头环行或椭圆轨迹旋转 360°，采集 64 帧投影图像，采集时间 30s/帧。采集结束后，经重建处理得到横断层、矢状断层和冠状断层的系列切面图像，可利用 ROI 技术对图像中的骨病损区进行半定量分析，并计算出 T/NT 比值。

（二）骨动态显像

1. 原理

骨动态显像（dynamic bone imaging）通常又称三相骨显像，是经静脉"弹丸"式注射骨显像剂后，分别于不同时间对病变或疑有病变的部位进行显像，以获得受检部位血流、血池和延迟显像的信息。血流相反映受检区域较大血管的血液灌注和通畅情况，血池相反映局部软组织的血液分布状态，延迟相则反映骨骼的代谢活性，实为静态显像。在三时相的基础上于 24h 增加一次静态显像称之为四时相骨显像，认为较三时相显像能更准确地诊断骨髓炎和鉴别骨病变的良、恶性。

2. 显像方法

显像剂及剂量同骨静态显像。受检者仰卧于检查床上，探头配备低能通用型准直器，尽量靠近需观察的病变或疑病变部位，视野应包括对侧相应部位，以便进行对比分析。经静脉"弹丸"式注射显像剂后，立即以 1 帧/3s 的速度连续采集 60s，即为血流相；在注射显像剂 1～2min 后，以 60s/帧采集 5 帧，为血池相；延迟相在注射显像剂后 2～4h 及 24h 进行，同静态骨显像。

（三）关节显像

1. 原理

关节由骨端松质骨、软骨和骨膜三种组织构成。在关节发生炎症、退行性的病变及骨性压力异常等病变时，病变部位会出现滑膜增厚或滑膜血管增多、血供增加、毛细血管通透性增强、无机盐代谢旺盛以及软骨和骨破坏引起的反应性骨增生或炎性细胞浸润等改变。这些病理变化均能促进趋骨关节显像剂在病变局部形成异常浓聚，从而使骨关节呈异常显像。关节显像是探测活动性关节疾病的敏感方法，能帮助骨关节病的早期诊断和鉴别诊断，也有助于判断已知类型关节病的范围，还可客观评价治疗效果。

2. 显像剂及剂量

关节显像剂有三类：第一类是反映关节滑膜血液循环的显像剂，如 $^{99m}TcO_4^-$，正常情况下 $^{99m}TcO_4^-$ 能穿过滑膜表面扩散入滑膜腔内，并与其渗出液中的蛋白质结合；第二类是常用骨显像剂，如 ^{99m}Tc-MDP，既能显示局部血循环情况，也能反映受检部位骨代谢的改变；第三类显像剂能选择性浓聚于炎症病灶，包括 ^{99m}Tc（^{111}In）标记的 WBC 和人免疫球蛋白（HIG）。目前仍以 ^{99m}Tc-MDP 和 $^{99m}TcO_4^-$ 最为常用，成年人的使用剂量为 555～740MBq。

3. 显像方法

受检者无须特殊准备。根据检查部位确定受检者的显像体位：脊柱各关节采用后前位；肩关节、髋关节等采用前后位；双手关节取正平面，手背向上；膝关节取前后位和屈曲 60°侧位。

SPECT 配备低能高分辨准直器，探头视野包括受检关节的两侧对称部位。经静脉"弹丸"式注射剂显像，按骨动态显像方法（见前述）进行采集，血流和血池显像反映关节与滑膜的血供变化情况；使用

^{99m}Tc04– 时的延迟显像一般应在 30min 内完成；对 ^{99m}Tc–MDP 的延迟（3h）显像着重观察关节部位的骨代谢改变，必要时可行断层显像或全身显像，以了解关节深部病变和全身骨、关节的情况，还可对异常区域进行 ROI 半定量分析。

二、正常图像

1. 静态平面骨显像

全身骨骼显影清晰，放射性呈均匀性、对称性分布（图 12–1）。由于各部位骨骼的结构、血流情况和代谢活性不同，使得骨显像剂沉积的量也不一，扁平骨、大关节和骨骺端放射性浓聚高于长骨骨干。成人随着年龄增长，骨骼影像的清晰度逐渐降低，部分老年人因退行性变可见颈椎下段影像较浓。儿童由于骨质生长活跃，在骨骺及干骺端有更多放射性的分布是其特征，通常是全身骨骼中影像最强的部位（图 12–2）。

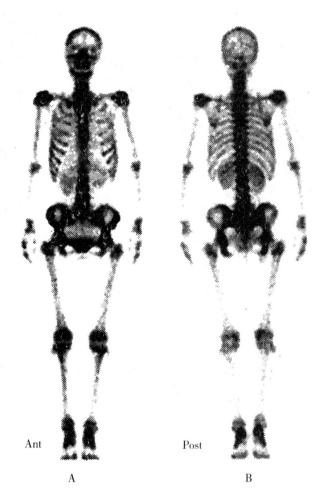

图 12-1　成人正常全身骨显像
A. 前位；B. 后位

在前位显像图上，胸骨、胸锁关节、肩、髂嵴和髋部显示清楚，老年人膝部放射性分布较高；后位显像能清楚显示双肩、肋骨、肩胛骨、胸椎、腰椎、骶骨及骶髂关节；骨显像剂经肾脏排泄，全身骨显像可见肾脏、膀胱甚至输尿管影像，后位时肾脏显影比前位清楚。由于人体骨骼的分布左右对称，因此骨骼放射性分布的对称性和均匀性是判断骨显像正常与否的重要标准。

2. 断层骨显像

在各部位断层正常图像上，骨骼的放射性分布与静态平面显像所示一致，呈左右对称和上下均匀。

重建后得到的横断面、矢状断面和冠状断面三个断层图像的价值取决于骨病损的部位。因此，熟悉各部位骨骼的正常断层解剖对正确识别断层图像具有重要的意义，有助于对结构复杂区域和较小骨病灶的准确定位，例如脊柱断层显像可清楚地显示椎体、椎间盘及其他结构。

3. 骨动态显像

（1）血流相：注射显像剂后 8 ~ 12s 可见局部较大血管显影，随之逐渐出现软组织轮廓，骨骼部位放射性分布较少。两侧对应的动脉和各部位显像时间基本相同，放射性分布对称。

（2）血池相：显像剂大部分仍滞留于血循环内，软组织影像更为清楚，放射性分布较均匀，大血管显示清晰，骨区相应部位放射性稍稀疏，两侧基本对称。

（3）延迟相：各骨骼显示同骨静态显像。

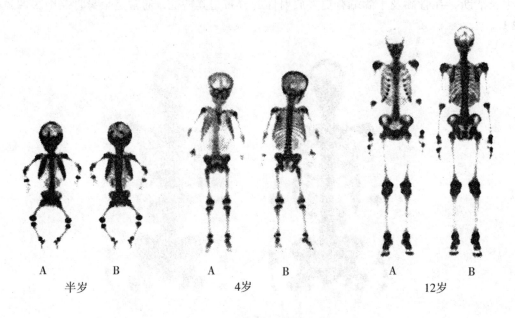

A   B   A   B   A   B

半岁   4岁   12岁

图 12-2　儿童正常全身骨显像
A. 前位；B. 后位

4. 关节显像

正常关节处放射性增高。髋关节、膝关节、肩关节和肘关节等大关节影像清晰，骨端边界光滑，轮廓完整，放射活性明显高于附近骨骼，整个关节放射性分布均匀，两侧对称；由于软骨本身几乎没有血供，故不显影，因此关节间隙清楚。儿童生长期可见骨骺板呈规则的两侧对称的条状浓聚带，其关节周围的放射活性明显高于成人（图 12-3 至图 12-6）。

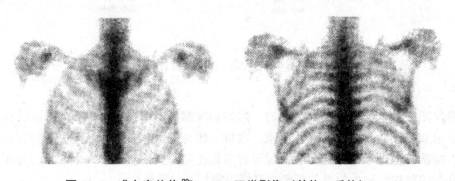

图 12-3　成人肩关节 ^{99m}Tc-MDP 正常影像（前位、后位）

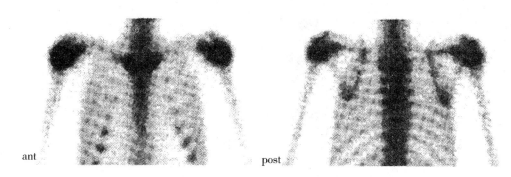

图 12-4 儿童肩关节 ^{99m}Tc-MDP 正常影像

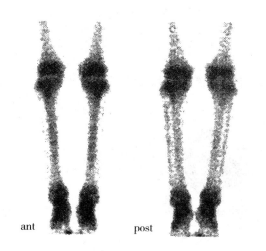

图 12-5 成人膝关节与踝关节 ^{99m}Tc-MDP

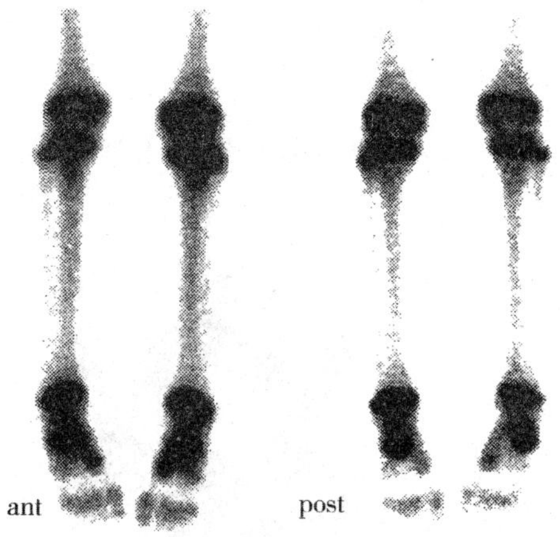

图 12-6 儿童膝关节与踝关节 ^{99m}Tc-MDP 正常影像

三、异常图像

1. 异常放射性浓聚

异常放射性浓聚是骨显像最常见的异常表现，骨病损处显像剂的浓聚明显高于对侧或周围正常骨骼，呈"热"区，表明局部骨组织血流丰富、代谢活性增强、成骨活跃。放射活性增高的程度常与骨病损的病理改变、范围和性质有关，可见于各种良恶性骨病损的早期和伴有破骨、成骨病理变化的过程中。

骨显像异常放射性浓聚最常见的类型是单发或多发的局限性浓聚"热"区，其形状与范围不一，如椎体或肋骨转移瘤可能仅为一局限性点状或圆形浓聚灶，而 Paget 病则可累及整个骨盆或长骨使其呈超强浓聚区；骨显像异常浓聚也可以是全身的，如甲状旁腺功能亢进症或弥漫性骨转移癌所致的"超级骨显像"（super bone scan），表现为全身骨骼核素浓聚显著增高，软组织本底极低，双肾和膀胱不显影。前者放射性分布多较均匀（图 12-7），后者大多局限于中轴骨和骨盆，并呈多发性浓聚灶（图 12-8）。产生超级骨显像的原因可能与弥漫性的反应性骨形成有密切的关系。

2. 异常放射性分布减低

显像表现为骨病损处放射活性低于对侧或周围正常骨骼。在临床上，凡是能够引起骨组织血流减少或产生溶骨性病理改变的情况，在骨显像上均可出现病损骨局部放射性分布明显稀疏或缺损的"冷"区，如骨手术切除后、骨转移瘤伴骨质破坏或骨内血管阻塞、多发性骨髓瘤、骨梗死、早期股骨头缺血坏死、激素治疗或放射治疗后以及骨囊肿等（图 12-9）。

骨显像还可见部分骨病损中心明显放射性"冷区"，其周围表现为代谢活性增高的异常浓聚影，呈圆形，类似于"炸面圈"征。临床上可见于无菌性坏死愈合期、骨折不愈合、移植骨不成活、急性骨髓炎、滑膜炎、骨巨细胞瘤、多发性骨髓瘤及 Paget 病等病理情况。

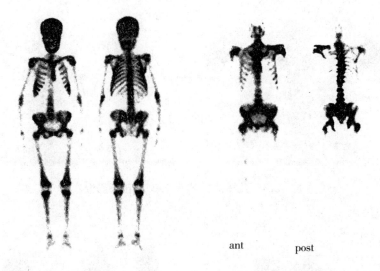

ant　　　　post

图 12-7　甲状旁腺腺瘤"超级骨显像"　　　图 12-8　前列腺癌广泛骨转移呈"超级骨显像"

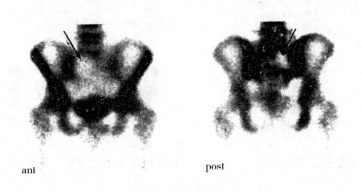

ant　　　　post

图 12-9　多发性骨髓瘤骨显像
骶骨局限性放射性"冷"区

3. 骨外组织放射性浓聚

正常时显像剂经泌尿系统排泄，故肾脏和膀胱显影。病理情况下，骨外组织摄取骨显像剂可见于心包钙化或心瓣膜病、急性心肌梗死、畸胎瘤、包囊虫病、乳腺炎症或乳腺癌、原发骨肿瘤肺转移灶、脑膜瘤或子宫肌瘤钙化、瘢痕皮肤及皮肌炎等。

四、临床应用

1. 早期诊断骨转移瘤

病理资料显示，约 70% 的恶性肿瘤死亡者在尸解时有骨转移，其中乳腺癌、肺癌和前列腺癌的骨转移可达 85% 左右。多发性的远处骨转移癌患者的生存率明显低于单发者，且接受手术与非手术治疗后的平均生存期无明显差别。因此，为了早期检出骨转移癌，全身骨显像应作为恶性肿瘤患者的常规检查，这对恶性肿瘤的临床分期、治疗计划的制订及预后的评估均有重要的价值。对骨转移倾向性高的前列腺癌、肺癌、乳腺癌及儿童成神经细胞瘤，定期骨显像检查尤为重要。

转移性骨肿瘤在初期反应阶段，当成骨反应变化达到 10% ~ 20% 时，转移灶积聚的显像剂足以在显像上呈异常"热"区表现。X 线平片检查呈阳性则需骨转移灶局部钙含量的变化大于 30% ~ 70%，这一变化过程需要经历较长时间。因此，骨显像比 X 线检查能更早期发现恶性肿瘤的骨转移，一般可提前 3 ~ 6 个月甚至 18 个月出现异常征象。据报道，骨显像对转移性骨肿瘤的检出率达 94.3%，而 X 线骨片仅为 60%；某些肿瘤骨转移灶 X 线平片检查的假阴性率高达 50%，而骨显像对大多数转移瘤的总的假阴性率仅为 2% ~ 5%。骨显像的高敏感性使其在诊断恶性肿瘤骨转移方面具有独特而重要的价值，是目前临床首选的检查方法，已成为影像核医学的优势项目之一，得到了广泛的应用。

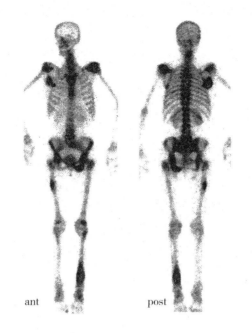

图 12-10 肺癌骨转移（前位）
右股骨上段呈"炸面圈"征右髋关节呈放射性"热"区

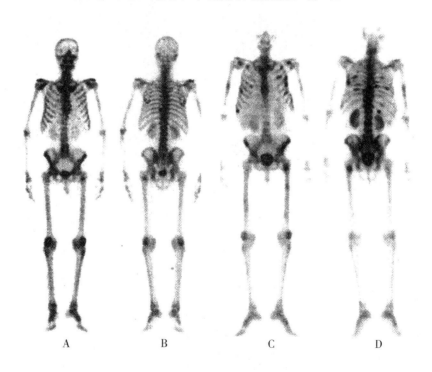

图 12-11 前列腺癌术后骨显像
术后 3 个月，左第 10 肋后支局限性浓聚（A、B）；术后 18 个月，
全身多发性骨异常浓聚（C、D）。A、C. 前位；B、D. 后位

骨转移瘤的显像特征表现为多发的不规则的放射性"热"区，分布以脊椎和肋骨为最常见，其次是骨盆、四肢骨近端、胸骨和颅骨，四肢骨远端转移较少见。此外，少数患者的骨转移瘤为溶骨性改变，

表现为放射性"冷"区；同一患者甚至可同时见到放射性"热"区与"冷"区或"炸面圈"样征的转移灶同时存在（图12-10）；弥漫性骨转移的患者可现出超级骨显像。6%～8%的骨转移瘤患者为孤立的单个转移灶，骨显像表现为单发的放射性"热"区或"冷"区，其中位于中轴骨的单发骨显像异常区有68%为转移癌。对于骨显像呈单发"热"区的患者，需进行定期随访，若"热"区范围扩大或X线片检查阴性，则高度提示转移癌的可能（图12-11）。

骨显像能客观、有效地监测骨转移癌的治疗效果，通常转移灶好转时表现为放射性"热"区影减弱或消失，而转移灶恶化时则表现为原放射性"热"区影增强或出现新骨转移灶。少数患者在化疗或放疗后约3个月，临床症状有明显改善，但复查骨显像则可表现为转移灶局部放射性浓聚更为明显的"闪耀"现象（flare phenomenon），其原因可能与治疗后局部炎性反应所致的血流增加及局部成骨代谢反应增强有关。

2. 原发性骨肿瘤

静态骨显像诊断原发性骨肿瘤的阳性率为70%～90%，能够在X线或血清学检查出现异常之前显示骨肿瘤灶的存在，但其特异性不及X线平片、CT和MRI。骨显像可正确判断原发骨肿瘤的病变范围，其大小通常较X线片所见异常区域大，有助于确定手术范围及合理选取放疗照射野，特别是对X线检查判断较困难的部位如骨盆、胸骨等处的肿瘤，骨显像具有更大的价值。骨显像虽然并非诊断原发骨肿瘤的首选方法，但在确定原发性骨肿瘤侵犯的实际范围、指导治疗及评价治疗效果方面明显优于其他影像诊断技术，特别对原发骨肿瘤早期远处转移的诊断和复发的监测均有重要临床意义（图12-12）。

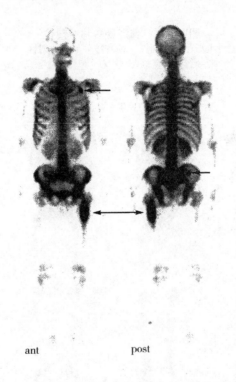

ant　　　　　　post

图 12-12　骨肉瘤
左股骨上段骨肉瘤，伴肋骨及髂骨转移（箭头示）

原发性恶性骨肿瘤中，常见的成骨肉瘤、Ewing氏肉瘤、软骨肉瘤等恶性程度高、血管丰富、生长迅速，骨显像均可见到病变部位放射性高度浓聚，并由于肿瘤的扩张，病损局部骨骼的轮廓常有变形。典型的成骨肉瘤骨显像表现为放射性"热"区中可见到斑块状"冷"区，边缘较为清晰；多数Ewing氏肉瘤病灶放射性呈均匀分布，边缘不清晰；软骨肉瘤的特征性表现呈浓密的斑片状放射性浓聚，边缘很清晰，但不易与成骨肉瘤鉴别。多发性骨髓瘤的骨显像表现呈多样性，显像阳性的患者中约2/3为单纯

"热"区（图12-13），1/3表现为"热"区合并"冷"区，病灶以多发为主，其中颅骨和髂骨可呈特征性的"炸面圈"样改变。

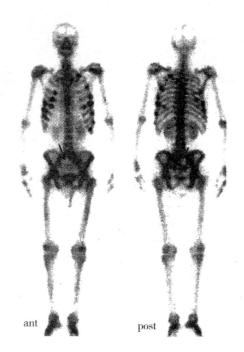

ant   post

图12-13　多发性骨髓瘤骨显像肋骨呈多发"热"区，骶骨"炸面圈"征

对骨良性肿瘤，骨显像也可表现不同程度的异常，是一种有效的辅助检查方法。骨样骨瘤占骨良性肿瘤的10%～12%，多见于儿童和青少年，约50%发生于股骨与胫骨，临床特征是疼痛，手术切除是治愈本病的主要方法。骨显像定位诊断骨样骨瘤有很高的敏感性，特别对位于脊柱、骨盆和股骨颈等处病灶的探测，明显优于放射学检查。骨显像的典型表现为"双密度"征（double-density sign），即病灶结节呈边界清楚的核素异常浓聚区，其周围存在弥散放射活性的增加。如果骨显像正常，一般可排除骨样骨瘤的诊断。骨纤维结构不良多见于年轻人，股骨与胫骨为好发部位，骨显像的典型表现为局限于一侧肢体骨骼的明显异常放射性浓聚，一般不累及骨端，异常浓聚区与受累长骨横径一致。此外，对骨软骨瘤、成软骨瘤、非骨化纤维瘤及内生软骨瘤等良性骨肿瘤，骨显像可呈正常、基本正常或显著放射性浓聚等不同表现。

骨动态显像（三相骨显像）有助于原发良、恶性骨肿瘤的鉴别。原发恶性骨肿瘤（如骨肉瘤）血管极为丰富、生长迅速，三相骨显像的典型表现为：病变局部动脉血流灌注明显增强，可见血管延伸影；由于血供增加，血池相呈不规则的突破密质骨界限的强浓聚区；延迟相病变为高度浓聚灶，范围与血池相一致。原发良性骨肿瘤的血流相和血池相通常无明显放射性异常浓聚，且延迟相浓聚骨显像剂的程度往往明显低于恶性骨肿瘤。三相骨显像对两者鉴别诊断的准确性约为80%。

3. 骨折

大多数骨折的诊断无须使用骨显像，但骨显像对X线片检查难以早期发现异常的骨折如隐匿性骨折（occult fracture）、应力性骨折（stress fracture）及机能不全性骨折（insufficiency fracture）等的早期诊断很有帮助。隐匿性骨折多见于腕骨、胸骨、肩胛骨、跗骨、趾骨、指骨和股骨近端等（图12-14），骨折发生后的1天内骨显像即可显示局限性放射性"热"区，即使是伴有骨质疏松的老年患者，通常在72h内也可在骨折部位呈现异常，而X线片检查在7～10天仍未出现异常。

应力性骨折多由于军事训练、运动或劳动过程中因反复超负荷活动所致，最常见于胫骨中1/3与下1/3交界处，骨显像呈纵向梭形放射性明显增高。机能不全性骨折是骨质疏松症、骨软化、Paget病、纤维结构不良和外照射治疗后等的常见并发症，骨显像对于确诊骶骨机能不全性骨折特别有价值，表现为骶骨翼区双侧条状异常放射性浓聚。此外，定期骨显像随访检查有助于鉴别骨折愈合迟缓与不愈合，后者骨折远端呈缺血放射性"冷"区。

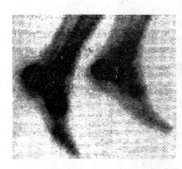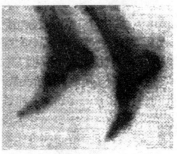

图 12-14　双侧跟骨隐匿性骨折

4. 代谢性骨病

代谢性骨病是一组以骨代谢异常为主要表现的疾病，通常由与骨代谢有关的内分泌和营养代谢功能失衡引起。骨显像通常呈现整个骨骼系统对显像剂的摄取普遍增加，骨骼与软组织的放射性比值明显增高，骨骼影像极为清晰。代谢性骨病的典型骨显像表现为：①广泛的中轴骨放射性增加；②弥漫性长骨放射性增强；③干骺端和关节周围的放射性增高；④颅骨和下颌骨放射性异常浓聚；⑤肋软骨连接处放射活性增高呈"串珠征"；⑥胸骨"领带征"；⑦肾脏不显影或显影差。这些骨显像特征有助于将骨质软化症、肾性骨营养不良、原发性甲状旁腺功能亢进症及甲状腺毒症与非代谢性骨病进行有效的区别。此外，骨质软化症常常可因假性骨折而表现为放射性摄取明显增加；肾性营养不良综合征和原发性甲状旁腺功能亢进症可以在肺和胃部见到放射性异常浓聚。

骨质疏松症（osteoporosis）是最常见的代谢性骨病，随着年龄的增加发病率上升，早期无症状，临床上常在发生骨折之后才被发现。骨显像对骨质疏松本身的诊断并无明显价值，但因一次检查能得到反映全身骨骼代谢功能的影像，故在随访探测骨质疏松最主要并发症——骨折，特别是无症状骨折方面是一种敏感、简便和有效的方法。

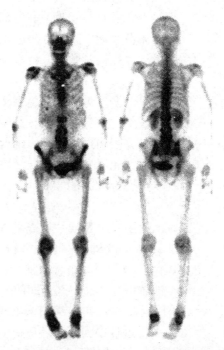

图 12-15 骨质疏松骨显像，腰 2、4、5 椎体压缩性骨折

骨质疏松引起的骨折常发生于脊柱、骶骨、股骨颈、腕骨、肋骨和耻骨等部位，X 线平片检查往往

无明显异常。椎体压缩性骨折最为常见，显像示骨折部位呈长条形或线形局限性放射性"热"区（图12-15），6～18个月后"热"区放射性逐渐减弱，因此有助于判断骨折发生的时间；骶骨骨折也比较常见，显像大多表现为"H"形放射性浓聚。此外，骨显像还能辅助诊断区域性、移动性骨质疏松，其典型表现为受累关节周围放射活性增高，随访显像可发现受累关节的游走性特征。

Paget病又称为畸形性骨炎，是由于病毒感染引起的一种慢性进行性的局灶性骨代谢异常疾病。Paget病早期的病理改变为骨质吸收增加，无明显临床症状；随着成骨代谢活动的增强以及成骨细胞代偿性增加，因受累骨组织充血或骨膜扩展、骨骼变形并增粗及病理性骨折等而引起疼痛。Paget病中80%为多发性，70%～80%发生于骨盆，其次为胸腰椎、股骨、颅骨、肩胛骨、胫骨和肱骨。骨显像的特征性表现为受累骨摄取示踪剂显著增强，可比正常骨骼高6～15倍，浓聚区常包括整个骨或骨的大部分，并且放射性分布均匀，正常与病变骨的界限清楚（图12-16）。骨显像对Paget病溶骨期病损的检出比X线平片敏感，但对硬化期病灶常呈阴性，而X线检查却能显示异常，故两种检查相配合能有效提高检出率。

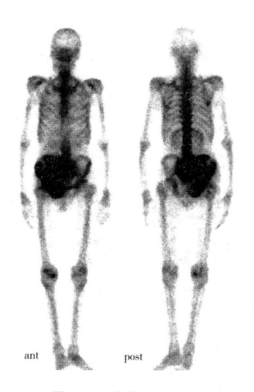

ant　　post

图 12-16　骨盆 Paget 病

5. 股骨头缺血性坏死

股骨头缺血性坏死（ischemic necrosis of the femoral head）又称无菌性坏死（aseptic necrosis），是成年人最常见的一种骨坏死，多因股骨颈骨折或长期错位引起，主要临床表现为髋部疼痛、跛行及骨折错位所致的畸形。三相骨显像的表现与本病的病程分期密切相关：早期股骨头局部血流灌注影低于健侧，但若并发滑膜炎时，髋臼处可见血供增加影像，延迟相呈放射性"冷"区；随着血管再生、重建以及骨病损修复过程的开始，血池相显示出患侧股骨头毛细血管血窦过度充盈的示踪剂浓集，延迟相在股骨头的"冷"区边缘出现放射性浓聚增高的"炸面圈"样改变，继之整个股骨头表现为明显放射性异常浓聚（图12-17）。放射性"冷"区病灶是骨显像诊断股骨头缺血性坏死的主要标准，但由于该"冷"区持续的时间变异很大，且髋臼部位并发的退行性变能刺激股骨头摄取示踪剂，给骨显像的诊断带来了困难。因此，对临床疑有股骨头缺血性坏死的患者，应尽早行骨显像检查。

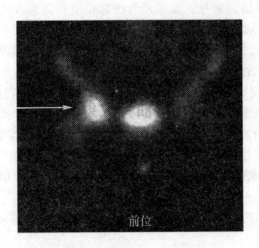

图 12-17　右股骨头缺血性坏死
股骨头呈明显异常浓聚

骨显像早期诊断股骨头缺血性坏死明显优于 X 线骨片。感兴趣区（ROI）半定量分析和三相骨显像能够有效地提高平面显像对股骨头坏死的检出率。SPECT 显像能更好地显示股骨头放射活性增高区内的低密度区，有助于提高诊断的灵敏度。

6. 急性骨髓炎的诊断及其与蜂窝织炎的鉴别诊断

血源性骨髓炎约 90% 由葡萄球菌引起，最常侵犯生长骨，好发于股骨和胫骨等长骨的干骺端，多发生于儿童，且儿童的临床症状往往不典型。骨显像通常在急性骨髓炎出现临床症状后 12 ~ 48h 即可显示病变部位异常，而 X 线片检查异常则需 1 ~ 2 周，因此骨显像是骨髓炎早期而敏感的诊断方法，能够为临床在出现骨质破坏前进行及时治疗提供依据，目前已成为骨髓炎的常规检查项目。急性骨髓炎在血流相、血池相和延迟相均可见病变部位明显放射性异常浓聚，延迟相骨病灶"热区"边界清晰，其骨 / 软组织比值高，延长到 24h 的骨 / 软组织放射性比值进一步增加。三相骨显像诊断骨髓炎的敏感性与特异性均为 76% ~ 91%，四相骨显像可增加诊断骨髓炎的特异性，但并不改变其敏感性。

部分骨髓炎早期患者，由于炎症细胞侵犯到骨髓腔造成血管栓塞或髓腔内脓液压迫血管，均可导致局部血供中断，延迟骨显像表现为放射性减少的"冷"区。接受过激素或抗生素治疗的骨髓炎患者，延迟骨显像可仅呈轻度放射性浓聚。对于临床高度怀疑骨髓炎但三相骨显像及 X 线片检查均无异常或不能确定的患者，应用 ^{67}Ga- 枸橼酸或 ^{111}In-WBC 显像可以显示异常。常规 ^{99m}Tc-MDP 骨显像正常或局部仅轻度摄取而 ^{67}Ga- 枸橼酸呈明显异常浓聚，常提示有感染存在。资料显示，^{111}In-WBC 显像诊断骨髓炎的敏感性与特异性均为 80% ~ 90%。

临床上蜂窝组织炎与骨髓炎的区别比较困难，两者鉴别对治疗有指导意义。蜂窝组织炎的主要病理改变为弥漫性血管扩张和充血，三相骨显像的典型表现为：血流相浓聚显像剂的程度高于骨髓炎；血池相两者的摄取增加无明显差别；延迟相病变部位仅有轻度弥漫性增加，骨 / 软组织比值随着时间延长逐渐减低；各时相放射性分布均呈非局限性。

7. 移植骨存活的判断

骨显像是判断移植骨血管通畅与否及存活情况的敏感而特异的影像诊断技术，在监测不同种类移植骨的修复过程和术后可能出现的排异反应、感染、骨萎缩等并发症方面有重要意义。骨显像在骨移植中的应用具有独特的优点：能比 X 线检查早 3 ~ 6 周准确判断出移植骨组织存活与否，预测移植骨存活的准确性可达 100%；对移植骨血管再生重建的探测比 X 线片、CT 和 MRI 等影像检查更为敏感；能有效地鉴别较小的带肌蒂骨移植术后出现的移植骨坏死与软组织感染；是一种安全、有效、简便与非创伤性的检查方法。

移植骨的显像表现可因不同移植方式及术后不同时期而有所差别。带血管骨移植或带蒂骨移植术后早期，如果血流相和血池相呈放射活性增加，延迟相移植骨摄取 ^{99m}Tc-MDP 接近或高于正常骨组织，表明移植骨血运良好，植骨已经存活；反之，若移植骨持续在三相骨显像上均呈放射性减低区或透明区，则提示移植骨未存活；其中血流与血池显像更能敏感、特异地反映移植骨的血供和存活情况。不带血管的同种异体移植骨与宿主骨交界处若放射活性增加，并在随访过程中逐渐向内充填，是移植骨存活的征象；当移植骨不摄取显像剂或摄取延迟，提示其可能存在排异反应或不存活。SPECT 显像可明显改善图像质量，尤其是应用 ROI 半定量分析，能进一步提高对判断颌面、髋臼等结构较为复杂部位移植骨存活的敏感性。

8. 类风湿关节炎

类风湿关节炎（rheumatoid arthritis，RA）在出现关节骨和软骨破坏之前，血流灌注显像即可显示两侧关节局部放射活性对称性增加，延迟相手、膝、足和颈椎的关节摄取骨显像剂明显增多，其中手部的异常浓聚主要见于掌指关节和指间关节。因此，骨显像能够先于 X 线检查发现异常征象，特别当整个腕部有弥漫性骨显像剂浓聚，并伴指间和掌指关节放射活性增强时，应考虑 RA 的诊断。当 RA 发展到晚期或转入慢性时显像表现与骨关节炎相类似，骨显像可一次显示全身罹患 RA 的部位和范围，但需结合临床表现进行分析。^{99m}Tc-HIG 是一种反映 RA 活动的显像剂，炎症活动期病变关节浓聚放射性明显增加，炎症活动消失则显像恢复正常。因此，^{99m}Tc-HIG 显像同样早于 X 线检查发现异常，且早期诊断 RA 优于 ^{99m}Tc-MDP。

9. 骨关节炎

骨关节炎（osteoarthritis）又称退行性关节病（degenerative joint disease），65 岁以上人群的发病率为 80% 左右，好发部位为手、足、膝、骶髂、肩关节以及颈腰椎等。由于关节软骨破坏、局部充血、局部成骨代谢增强以及滑膜毛细血管通透性增加，骨关节炎各个时期的骨显像均为阳性。第一腕掌关节放射活性明显增加是骨关节炎的典型征象，远端指（趾）间关节也可出现异常聚集，同时可显示更多受累的关节。骨关节炎在延迟骨显像上常呈中等程度的局限性放射性浓聚，故在应用骨显像诊断转移性骨肿瘤及外伤时需注意与本病鉴别。据报道，应用 ROI 半定量分析测定骶髂关节与骶骨的放射性比值，对诊断早期骶髂关节炎的敏感性高于 X 线片分级。正常人骶髂关节 / 骶骨的比值为 1.11 ~ 1.32，早期骶髂关节炎该比值明显升高，为 1.52 ~ 2.09；晚期 X 线片见骨质融合，该比值恢复正常。

10. 人工关节

假体松动及感染是人工关节（prosthesis）置换术后最常见的并发症，也是再次手术最常见的原因。关节显像随访有助于假体松动及感染的早期诊断和鉴别诊断。股骨头假体关节植入后 6 ~ 9 个月内，局部摄取骨显像剂可增加，此后的随访若假体关节处仍呈异常放射性浓聚，说明人工关节有松动或感染。X 线摄片难以鉴别人工髋关节松动是否伴有感染，而三相骨显像对此则有一定的帮助，前者血流相和血池相基本正常，延迟相的特征性表现为假体尖端周围或小转子核素浓聚增加（图 12-18）；后者三相骨显像均表现为明显放射性异常浓聚（图 12-19）。骨显像正常基本可排除松动与感染。^{111}In 与 ^{99m}Tc 标记的白细胞显像仅在感染部位出现放射性聚集，对诊断人工髋关节置换术后并发的感染具有高度的敏感性和特异性，但需与蜂窝组织炎相区别，结合 ^{99m}Tc-MDP 显像可进行判断。^{111}In 与 ^{99m}Tc 标记的 HIG 显像对亚急性感染的探测效率高于白细胞显像，但需排除非感染性炎症、异位骨形成或局部出血等。

11. 反射性交感营养不良综合征

反射性交感营养不良综合征（reflex sympathetic dystrophy syndrome，RSDS）与外伤、远端肢体血管损伤、骨折、感染、肿瘤等因素有关，好发于手和足，临床特征为患肢局部疼痛、敏感、肿胀及营养萎缩性皮肤改变，患者的临床表现、X 线和组织学检查均类似关节炎，但关节滑膜并无异常改变。三相骨显像的典型表现为病变部位血流灌注影早于、并明显高于正常侧，血池相与延迟相放射性浓聚更为显著。对临床 I 期 RSDS 患者，骨显像的敏感性为 96%、特异性为 97%、准确性为 97%，明显优于 X 线摄片。因此，骨显像有助于早期发现 RSDS 和客观评价治疗反应。

12. 其他关节疾患

如痛风、强直性脊柱炎、肥大性肺性骨关节病、类肉瘤、钙化性滑囊炎等，在骨显像上均可见到受累关节部位出现放射性异常浓聚，且显示病变异常均早于 X 线检查。

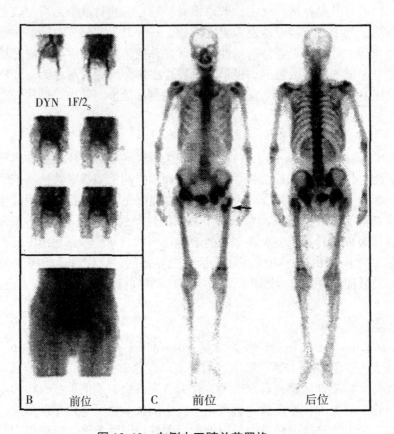

图 12-18　左侧人工髋关节置换
术后假体松动三相骨显像血流灌注相（A）与血池相（B），假体周围未见明显放
射性浓聚；延迟相（C）仅前位见小转子处轻度显像剂浓聚（箭头示）

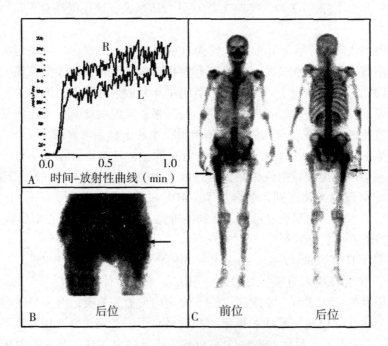

图 12-19　右侧人工髋关节置换
术后假体感染三相骨显像右髋关节 1min 时间－放射性曲线明显高于左侧（A）；
血池相（B）与延迟相（C）示右髋关节和假体下部周围异常放射性浓聚

第二节 骨密度测定

正常骨组织由骨细胞、无机物和大量钙化的骨有机质组成，骨骼中的无机物又称为骨矿物质，主要是化学成分为羟基磷灰石结晶的钙盐。临床上所指的骨量是骨有机质和骨矿物质的总和。人类骨量随年龄的增长而不同，大体可分为 6 个时期：①骨量增长期：从出生到 20 岁，骨量随年龄增长持续增加，年平均增长率男性和女性分别为 2.2% 和 1.9%；②骨量缓慢增长期：20 ~ 30 岁，骨量缓慢增长，年增长率 0.5% ~ 1%；③骨量峰值相对稳定期：30 ~ 40 岁，骨骼生长处于相对平衡状态，骨量也处于峰值期；④骨量丢失前期：女性 40 ~ 49 岁，男性 40 ~ 64 岁，骨量轻微丢失，男性和女性丢失率分别为 0.3% ~ 0.5% 和 0.4% ~ 0.6%；⑤骨量快速丢失期：主要见于绝经后妇女，绝经后的 1 ~ 10 年，骨量丢失速率明显加快，年丢失率 1.5% ~ 2.5%，男性不存在此期；⑥骨量缓慢丢失期：65 岁以后女性骨量丢失速率降低至绝经前水平，男性亦较以前出现轻微骨量快速丢失，年丢失率 0.5% ~ 1%。除年龄变化外，许多全身和局部病变也会导致骨量的改变，准确测量骨量的变化对疾病的早期诊断、确定治疗方案、监测疗效、判断预后和随访均有重要意义。但真正意义上骨量的测定有一定的困难，临床上一般以骨矿物质含量，即骨密度（bone mineral density，BMD）的测量来代替骨量的测定。

骨密度（BMD）测定是一类精确性高、准确性好及非创伤性的检测各局部骨骼的骨矿物质含量（BMC）的方法，已广泛应用于临床，并在生理学、解剖学、人类学、航天医学及运动学等领域的研究中发挥了重要的作用。目前临床常用的骨密度测定方法有单光子吸收法、双光子吸收法、双能 X 线吸收法等，近年还发展了定量 CT 法、定量磁共振测定法与定量超声测定法，使骨密度测定的精确性和准确性均达到了相当高的程度。

一、原理

单光子吸收法（single photon absorptiometry，SPA）是利用低能（< 70keV）放射性核素（^{125}I，^{241}Am）作为辐射源，发射出的单能 γ 光子经过准直，其通过骨组织后的衰减程度与骨密度有关。通过测量射入和射出的光子通量密度，经计算即可得到骨矿含量。

双光子吸收法（dual photon absorptiometry，DPA）的基本原理与 SPA 相似，辐射源是能同时发射 100keV 和 44keV 两种能量光子的核素 ^{153}Gd，DPA 可克服 SPA 测定时因软组织吸收而产生的测量误差。

双能 X 线吸收法（dual energy X-ray absorptiometry，DEXA）的检测原理与 DPA 法相同，DEXA 的辐射源是由球管产生的两种不同能量的 X 线，可测量全身骨矿物质含量。DEXA 的检测时间短、图像更清晰、辐射剂量小，空间分辨率、敏感性及精确度均优于 DPA，并且不存在核素衰变的问题，目前 DEXA 已基本取代了 DPA。

定量 CT 法（quantitative CT，QCT）是利用普通全身 CT 扫描机，对第 1 ~ 4 腰椎或第 12 胸椎至第 3 腰椎及已知密度的参照体进行横断面薄层扫描，在相应软件的支持下计算出椎体内 BMD（g/cm^3 或 g/mL）。QCT 的特点是能定量小梁骨的 BMD（mg/cm^3），是唯一分别测量脊椎皮质骨和松质骨骨矿含量的方法，主要用来测量脊椎小梁骨的骨密度。而 QCT 测定椎体小梁骨的 BMD 是鉴别正常骨与骨质疏松最敏感的方法。QCT 因效价比较低和其检测方法的缺陷，国内现阶段尚未普及推广。

定量超声技术（QUS）的基本原理是由换能器所发出的超声波穿过骨骼以后，可被另一侧的换能器认知并转变为计数资料。由于骨的组成成分不同，它对超声波的反射和穿透衰减也有一定区别，我们可利用计算得出的超声波在骨内的传导速度（SOS）和衰减系数（BUA）的变化来间接反映骨密度的情况。定量超声技术可测量跟骨、髌骨、胫骨、指骨等部位。定量超声技术弥补了其他骨密度测量方法的不足，一般的骨密度测量技术不能反映骨转换、骨的结构、骨的强度及骨折的危险性。QUS 具有廉价、便携、无放射性辐射、精密度高等优势。该方法属新兴研发的项目，在大多数国家还限于基础研究领域。

定量磁共振技术在 MRI 检查中，由于小梁骨与骨髓磁性不同，可使磁力线歪曲，造成组织局部磁场不均一，从而导致骨组织弛豫特性的改变，即梯度回波像上 T$_2$ 值的改变。利用这一特性，MRI 技术可以测量小梁骨网状结构密度的空间几何形态的变化，其所得结果与周围骨定量 CT 所测的 BMD 值呈高度相关。T_2 值是目前所知的反映小梁骨结构随年龄变化的最灵敏指标。但因其昂贵的检查费用和较低的效价比，在一定程度上限制了该方法的推广应用。

二、方法

1. SPA 法多选上肢（左利者取右上肢，右利者取左上肢）前臂长骨为测量部位，测定点取桡骨长度远端 15% 处及桡骨长度中下 1/3 交界处，并在测量处放置水囊。测定结果以每厘米长桡骨的骨矿含量（g/cm）和骨面密度（g/cm^2）表示。

2. DPA 法的检测部位为第 2～4 腰椎椎体及髋骨，扫描范围应包括两个以上椎体，每个椎体扫描 4～6 行。本法测得的骨密度以感兴趣（ROI）区内单位面积的骨矿含量（g/cm^2）表示。

3. DEXA 法的测定部位包括腰椎、股骨近端及全身骨骼，也可用于测量四肢骨骼。最常选用 BMC 相对恒定的小梁骨与密质骨的部位为股骨颈、Ward 三角、桡骨末端和桡骨远端 1/3 处。

三、适应证

1. 绝对指征

（1）雌激素缺乏的女性，在接受雌激素替代治疗之前测量骨密度，确定是否存在明显的骨量下降。

（2）脊柱畸形或 X 线检查提示有骨量下降者，治疗前需测定骨密度。

（3）长期服用皮质醇激素者，在调整治疗方案前应了解骨密度的改变。

（4）无症状的甲状旁腺功能亢进患者，在接受外科手术治疗前应了解骨密度变化情况。

2. 相对指征

（1）适用于大规模的普查、筛选。

（2）监测治疗效果和疾病对骨量变化的影响。

（3）对包括月经不调、继发性甲状旁腺功能亢进症、过量饮酒、神经性厌食、抗惊厥治疗、多发性非创伤性骨折、慢性制动或废用、糖尿病、肾性骨营养不良等在内的高危患者的随访观察和疗效评价。

四、结果分析

骨矿物质含量与年龄密切相关，出生后到成人，BMC 逐渐增加，在 25～30 岁时松质骨密度达到高峰，密质量的高峰则出现 35～40 岁间。此后随着年龄的增加 BMC 逐年减少，50 岁以后男性的 BMC 每年下降 0.25%～1%。女性则减低 2%～3%。女性 BMC 总是低于男性，尤其是绝经后的妇女，其 BMC 可急剧下降。种族、哺乳、饮食、营养、运动、体重等差异均可影响 BMC 值。由于影响 BMC 的因素较多，加上不同检测方法及不同厂家的仪器所得结果也不完全一致，因此在临床实际应用中，为正确判定骨密度的测定结果，提倡每个实验室建立自己的正常参考值。（表 12-1）至（表 12-2）所列数据仅供参考。

表 12-1　正常女性 BMD 值（mg/mL）（QCT 法）

年龄组	n	松质骨		密质骨	
		范围	$\bar{x} \pm s$	范围	$\bar{x} \pm s$
中青年组	111	108.4～240.8	165.3±27.4	255.5～463.2	342.8±48.2
老年前期组	50	68.6～179.3	165.3±32.0	204.9～392.0	313.8±52.4
老年组	58	43.5～146.3	82.3±43.3	186.3～326.5	258.7±42.6

表 12-2　正常男性 BMD 值（mg/mL）（QCT 法）

年龄组	n	松质骨		密质骨	
		范围	$\bar{x} \pm s$	范围	$\bar{x} \pm s$
中青年组	97	90.5～258.8	148.3±30.4	167.2～405.5	327.9±46.2
老年前期组	50	T0.0～199.9	134.9±28.5	223.8～439.5	343.2±38.8
老年组	61	34.0～143.9	92.6±30.6.	222.5～747.5	336.2+51.1

五、临床应用及评价

1. 诊断骨质疏松症

骨质疏松症（osteoporosis）是由于各种原因引起的，以单位体积骨量减少，骨皮质变薄，骨小梁数目和大小均减少，骨髓腔增宽，骨荷载功能减弱等变化为特点的一组骨病，临床主要表现为腰背、四肢疼痛，严重者可出现脊柱畸形或骨折。骨质疏松可分为三大类：第一类为原发性骨质疏松症，其中 Ⅰ 型为高转换型，见于绝经后的女性，患者椎体 BMC 的减少可达 30% ~ 37%，Ⅱ 型为低转换型，通常发生于 65 岁以上老年人；第二类为继发性骨质疏松症；第三类为特发骨质疏松症，原因不明，多见于青年人，常伴有家族史。据公布的数据显示，我国目前骨质疏松患者已超过 80 000 000，随着人口老龄化，骨质疏松症发生人数逐年上升，且发生率也逐年呈上升趋势。到 2050 年将增加一倍以上，达 2 亿 1 千万人。女性较男性更为明显，患病人数男女比为 1 : 6，女性患骨质疏松骨折的终身危险性是男性的 3 倍。骨质疏松症的发病率随着人口的老龄化而逐渐增高，依照世界卫生组织（WHO）的资料说明，全世界绝经后的妇女有近 30% 的人患有骨质疏松症，世界范围内妇女由于患有骨质疏松而有骨折危险的高达 40%。随着人口老龄化的进程，原发性骨质疏松已成为影响老年人生活质量和生命安全的公共健康问题。因此，早期发现骨质疏松，有助于临床及时进行药物治疗。在诊断骨质疏松方面，骨密度测定是目前公认的最主要方法。1994 年，世界卫生组织（WHO）推荐骨密度测定诊断骨质疏松的标准如下：

（1）正常：BMD 或 BMC 较年轻成人均值低 1s 以内。

（2）低骨量：BMD 或 BMC 较年轻成人均值低 1 ~ 2.5s。

（3）骨质疏松症：BMD 或 BMC 较年轻成人均值低 2.5s 以上。

（4）严重骨质疏松：符合骨质疏松标准，同时伴有一处或多处脆性骨折。

国内学者建议，骨密度测定值低于当地同性别峰值的 1% ~ 12% 为基本正常；低于 13% ~ 24% 者为骨量减少；低于 25% 以上为骨质疏松，其中减少 37% 以上者为严重骨质疏松。

2. 预测骨质疏松性骨折

骨折是骨质疏松的常见并发症。临床研究发现 BMD 及 BMC 值与骨折发生率切相关，凡所测骨骼点的骨密度值低于健康年轻成人平均峰密度值的 2 个标准差（骨折阈值）者，其骨折发生率明显上升。通常 BMD 每多减少 1 个标准差，发生骨折的相对危险性将增加 1.5 ~ 3 倍；若低骨量者伴有一处骨折，该患者再次发生骨折的相对危险性将增加 25 倍。直接对可能发生骨折的部位进行骨密度测定，能够最敏感地预测该骨骼发生骨折的危险性。骨密度测定为临床医师尽早采取治疗措施提供了可靠的依据，对预防骨质疏松引起的骨折有十分重要的意义。

3. 测定内分泌及代谢性疾病的骨量

包括内分泌和代谢性疾病在内的许多全身或局部疾病可通过干扰骨代谢过程的不同环节，影响钙的代谢或骨基质的形成，造成骨代谢处于负平衡，使骨量减少，进而导致继发性骨质疏松症。发生于中青年和儿童的内分泌及代谢性疾病所引起的骨量减少通常是可逆的，骨密度测定则是客观评价疾病治疗效果的可靠指标。鉴于内分泌和代谢性疾病通常可引起骨量减少，因此有必要对这类患者进行多部位的骨密度测定随访，有助于指导临床早期开展预防性治疗。此外，对已证实存在有骨质疏松症的患者，根据骨密度测定结果来制订和调整治疗计划明显优于其他临床观察指标。

4. 指导治疗及监测治疗效果

虽然在绝经期出现后开始接受雌激素补充治疗能延缓正常妇女的骨老化过程，并使骨折发性率降低约 50%，但长期使用雌激素也有不良反应。目前认为最恰当的使用者应为骨量已经减少者或具有较高的骨折危险性者。因此，骨密度测定可用于筛选和确定接受雌激素治疗者，同时也是监测其治疗效果和指导临床医师调整治疗最佳剂量的理想方法，以达到既可最大限度防止骨量丢失，又不至于产生严重不良反应的目的。此外，骨密度测定在监测诸如皮质醇激素等对骨代谢有明显影响的药物使用中也有重要的临床意义。

骨质疏松症的危险因素包括性别、年龄、营养、遗传、内分泌、生活方式（不运动或少运动、吸烟、喝酒等）、物理因素、免疫、疾病状态（库欣综合征、甲亢/甲减、糖尿病、肾功能不全等）、药物治疗（肾上腺皮质激素、抗癫痫药物、甲状腺素、肝素）等。骨质疏松性骨折相关的危险因素包括 65 岁以上女性、跟骨和髋骨 BMD 低、母亲有骨折史（尤其是发生在 80 岁以前）、自身非外伤性骨折史、身高及体重指数的影响、绝经、缺钙饮食、烟酒嗜好、不动、少动、长期喝大量浓咖啡等。具有上述骨质疏松症的危险因素或骨折危险因素的人，均应定期做 BMD 测量。

5. 评估小儿的生长和营养状况

随着早产儿的极低出生体重儿的存活率不断提高，为了尽可能使这些婴儿出生后的 BMC 迅速增长，医学家们正致力研制和开发营养丰富及高磷钙的商品奶。通过测定 BMC，可客观评价母乳及不同商品奶配方喂养的早产儿 BMC 的增长率，从而获得小儿生长和营养状况的资料，以评价某些商品奶配方的营养价值。同时儿科许多疾病和某些治疗措施可影响小儿的正常骨化过程，例如肾脏疾病、某些激素缺乏、长期应用某些药物均可使小儿的 BMC/BMD 降低。及时对这些患儿进行骨密度测量可有助于疾病的诊断和疗效评价。

参考文献

[1] 徐军，刘小禾. 协和简明急诊超声手册. 北京：科学出版社，2018.

[2] 冯晓源. 现代影像学. 上海：复旦大学出版社，2016.

[3] 陈方满. 放射影像诊断学. 合肥：中国科学技术大学出版社，2015.

[4] 余建明，石明国，付海鸿. 放射医学技术高级教程. 北京：中华医学电子音像出版社，2016.

[5] 余建明，刘广月. 医学影像技术学. 北京：人民卫生出版社，2017.

[6] 张雪林. 磁共振成像诊断学. 北京：人民军医出版社，2013.

[7] 韩萍，于春水. 医学影像诊断学（第4版）. 北京：人民卫生出版社，2017.

[8] 金征宇，龚启勇. 医学影像学（第3版）. 北京：人民卫生出版社，2015.

[9] 吴恩慧. 医学影像学. 北京：科学技术文献出版社，2013.

[10] 王骏. 医学影像信息学. 北京：北京大学医学出版社，2014.

[11] 高波. 急症影像诊断流程. 北京：人民卫生出版社，2017.

[12] 李宏军. 实用传染病影像学. 北京：人民卫生出版社，2014.

[13] 曹厚德，詹松华. 现代医学影像技术学. 上海：上海科学技术出版社，2016.

[14] 中国医师协会超声医师分会，著. 中国超声造影临床应用指南. 北京：人民卫生出版社. 2017.

[15] 任卫东，常才. 超声诊断学. 北京：人民卫生出版社，2013.

[16] 姜玉新，张运. 超声医学高级教程. 北京：中华医学电子音像出版社，2016.

[17] 黄道中，邓又斌. 超声诊断指南. 北京：北京大学医学出版社，2016.

[18] 郭万学. 超声医学（第6版）. 北京：人民军医出版社，2015.

[19] 曹丹庆，蔡祖龙. 全身CT诊断学. 北京：人民军医出版社，2013.

[20] 高元桂，张爱莲，程流泉. 肌肉骨骼磁共振成像诊断. 北京：人民军医出版社，2013.

[21] 高波，吕翠. 神经系统疾病影像诊断流程. 北京：人民卫生出版社，2014.

[22] 郭佑民. 呼吸系统影像学（第2版）. 上海：上海科学技术出版社，2016.

[23] 陈克敏，陆勇. 骨与关节影像学. 上海：上海科学技术出版社，2015.

[24] 邓学东. 产前超声诊断与鉴别诊断. 北京：人民军医出版社，2014.

[25] 赵洪芹，李宏. 简明经颅多普勒超声诊断. 北京：人民卫生出版社，2014.

[26] 刘延玲，熊鉴然. 临床超声心动图学（第3版）. 北京：科学出版社，2014.

[27] 林红军. 腹部超声检查技巧与鉴别诊断. 北京：科技文献出版社，2015.